Renuncia a la obesidad
con la cura 4Sincro

Monique Laroque-Medina

RENUNCIA A LA OBESIDAD

con la cura 4Sincro

dve
PUBLISHING

A pesar de haber puesto el máximo cuidado en la redacción de esta obra, el autor o el editor no pueden en modo alguno responsabilizarse por las informaciones (fórmulas, recetas, técnicas, etc.) vertidas en el texto. Se aconseja, en el caso de problemas específicos —a menudo únicos— de cada lector en particular, que se consulte con una persona cualificada para obtener las informaciones más completas, más exactas y lo más actualizadas posible. EDITORIAL DE VECCHI, S. A. U.

© Editorial De Vecchi, S. A. 2019
© [2019] Confidential Concepts International Ltd., Ireland
Subsidiary company of Confidential Concepts Inc, USA
ISBN: 978-1-64461-418-1

A Fernando, que ha
salpicado esta obra de
chispas de imaginación

A todas la mujeres

y a todos los

hombres

para quienes

alimentarse

se convierte

en un laberinto

Índice

Entrante

Durante mucho tiempo, he explorado de forma particular el tema omnipresente de la obesidad. Las numerosas propuestas correctoras dedicadas a su disminución no siempre ofrecen los resultados esperados. En efecto, aunque miles de libros dedican su contenido a múltiples dietas milagrosas que favorecen pérdidas de peso espectaculares, esta «epidemia» no deja de avanzar y de acosarnos cada día más. La obesidad, en vías de convertirse en una auténtica plaga, nos proyecta a un estado de emergencia.

Las causas de este fenómeno son diversas, aunque existen evidencias innegables que inculpan entre los primeros responsables al exceso de alimento y al sedentarismo. No obstante, descubriremos a lo largo de esta obra que en realidad estas acusaciones no son sino la punta del iceberg de la obesidad, cuya masa se oculta en unas profundidades pendientes de comprensión. Página a página, centímetro a centímetro, utilizaremos los medios necesarios para fundir los kilos rebeldes y comprobaremos entonces hasta qué punto cuerpo y mente se entrelazan en esta disfunción a menudo difícil de resolver.

Las propuestas realizadas en este libro no pretenden en absoluto eliminar esa anomalía que es la obesidad, sino indicar algunas pistas que, espero, puedan orientar los pasos del lector y responder a algunas de sus preguntas.

Monique Laroque-Medina

Sólo se hace bien

lo que se comprende

y

lo que se acepta.

BASES PARA UNA SALUD ÓPTIMA

Los tres pilares fundamentales sobre los que se construye una existencia armoniosa se integran en nuestro propósito, cuyo objetivo es establecer una actitud positiva que los reúna en una misma unidad. Estos tres componentes, íntimamente ligados, en los que podemos actuar de forma personal, garantizan una vida generosa a quien se encarga de coordinarlos. Son complementarios, inseparables e imprescindibles para disfrutar de una construcción personal sólida y funcional. Por nuestro bien, debemos mantener con gran cuidado:

— la higiene mental;
— la higiene alimentaria;
— la higiene física.

1. La *higiene mental* se relaciona con todo lo que pensamos, escuchamos, vemos, decimos, leemos… y hace del discernimiento el mejor antídoto contra todo tipo de intoxicación psicológica.

2. La *higiene alimentaria* se aplica a los nutrientes que proporcionamos al organismo, tributario de la calidad de la aportación nutricional que le ofrecemos para realizar sus funciones en las mejores condiciones.

3. La *higiene física* se refiere a la movilidad del cuerpo, así como a los cuidados diarios, externos e internos, que le concedemos para mantenerlo ágil y disponible.

El cuerpo

es un espejo

en el que se refleja

la trayectoria de lo vivido.

Cuando el ser humano estaba cerca de la naturaleza, su alimentación provenía de fuentes naturales y se limitaba a sus necesidades esenciales. A partir de la Segunda Guerra Mundial, la influencia de la industria en la alimentación transformó y alteró por completo la esencia misma del alimento al proponer productos cada vez más alejados de su estado original y facilitando el acceso a los mismos. Entonces el organismo se llenó de componentes que no reconocía y que comenzaron a descompensar su minucioso funcionamiento conduciendo a desajustes comportamentales, fuente de sobrecarga ponderal. El sedentarismo vino a añadirse a continuación a estas nuevas costumbres alimentarias, aumentando más aún un sobrepeso omnipresente cuyas tristes víctimas son los niños. Los medios utilizados para contrarrestar esta situación resultan poco eficaces si no se aplican con conocimiento, no se siguen con atención y no se mantienen con constancia. La lucha contra el exceso de peso implica la toma de conciencia de las consecuencias negativas que genera esta condición, así como la firme voluntad de llegar a una solución que devuelva el equilibrio al organismo descompuesto.

OBESIDAD, ¿QUIÉN ERES?

Considerada uno de los principales trastornos de la nutrición, la obesidad se caracteriza por una cantidad demasiado importante de tejido adiposo, es decir, de grasa. Aunque las grasas constituyen una fuente concentrada de energía, su principal defecto reside en su capacidad de almacenarse sin límite.[1] Los adipocitos o células grasas (de 20.000 a 25.000 millones por persona) son los receptores de las grasas, cuyas paredes elásticas y tamaño adaptable evolucionan sin cesar en función de las aportaciones alimentarias.

Por encima de 100 cm de cintura en un hombre y de 90 cm en una mujer, existe un exceso evidente de grasa abdominal. Dado que la masa adiposa de un cuerpo humano representa en condiciones normales del 10 al 15 % del peso total del hombre y del 20 al 25 % del de la mujer, puede empezarse a hablar de sobrepeso cuando los porcentajes superan estas normas. A una persona se la considera obesa a partir del momento en que su masa adiposa supera el 25 % del peso corporal, en el caso de un hombre, y el 30 % del peso corporal, en el de una mujer.

El Índice de Masa Corporal o IMC permite atribuir un porcentaje de peso mediante una sencilla operación matemática, que consiste en dividir el peso por la estatura al cuadrado, lo que da los siguientes índices:

— 18/20: delgadez;
— 20/25: normalidad;
— 25/30: sobrepeso;
— 30/40: obesidad moderada;
— 40/100: obesidad grave.

No obstante, hay que matizar estos porcentajes y tener en cuenta los criterios personales morfológicos (estatura, peso del esqueleto), familiares, culturales, étnicos, etc.

---

1. Lipodistrofia.

A nadie le gusta que le traten de obeso (en general). «Regordeta, un poco fuerte, metida en carnes, rellenita», para una mujer, «forzudo, robusto, mocetón, de complexión fuerte», para un hombre, se hallan entre los términos usuales utilizados al referirse a personas obesas. No obstante, ¡espero que nadie se escandalice si esta palabra aparece a menudo a lo largo de las páginas de este libro!

OBESIDAD, ¿DÓNDE TE ALOJAS?

La sobrecarga ponderal no siempre se reparte de forma equilibrada por todo el cuerpo. Algunas partes, más aptas para retener este excedente, exponen su preferencia. Entonces aparecen dos tipos de obesidad:

— la obesidad androide;
— la obesidad ginoide.

I. La *obesidad androide* o abdominal predomina en la parte alta del cuerpo (la parte situada por encima del ombligo, es decir, la cara, el cuello y el tórax), donde se reparten las grasas. Afecta en particular a los hombres, así como a algunas mujeres después de la menopausia.

2. La *obesidad ginoide* o femoral predomina en la parte baja del cuerpo (la parte situada por debajo del ombligo, es decir, las nalgas, las caderas, los muslos y las rodillas), donde se reparten las grasas. Afecta en particular a las mujeres.

Obesidad, ¿de dónde vienes?

Empezaremos por las causas conocidas de la obesidad y la indiscutible incidencia que estas generan en el mantenimiento del equilibrio del peso.

El exceso alimentario

En primer lugar, hoy en día no existe ninguna duda sobre las consecuencias nefastas que genera en un cuerpo la ingestión de una alimentación excesiva. En efecto, dada su dificultad para metabolizar las aportaciones excesivas e incesantes de alimentos, por un lado, y para deshacerse de los residuos que las mismas generan, por otro, el organismo las acumula donde puede, saturando de grasa los muslos y el abdomen. El desajuste del equilibrio «entradas-salidas» de estas aportaciones alimentarias intensivas provoca así un exceso de toxinas que se difunden por el conjunto celular en forma de trastornos cuya variedad no tiene límites.

El sedentarismo

Asociada con este exceso de alimentos, la disminución de los movimientos también induce a una sobrecarga de peso. El cuerpo, magnífica mecánica de músculos y articulaciones concebidos para moverse, al no moverse se hincha, se va deformando a medida que se acumulan los kilos alrededor de la cintura o de la pelvis y responde mal a nuestras necesidades. Las células pletóricas se asfixian y los órganos obstruidos trabajan más despacio, preparando un terreno idóneo para sembrar las semillas de la enfermedad.[2]

Factores ambientales

Si bien la obesidad se debe a menudo a una aportación energética superior a los gastos del organismo y a un sedentarismo persistente, el ambiente no es ajeno, por su parte, a su incremento a través de las incitantes tentaciones culinarias que no dejan de fomentar una atracción innata por la comida. Así, evitar dejarse llevar por las atractivas ofertas elaboradas minuciosamente en las cocinas del marketing y de la publicidad se convierte en una medida indispensable de protección de la salud. Mantenerse al margen de estos estímulos provocadores requiere una vigilancia constante para sustraerse a los sinsabores derivados de las infracciones antinutritivas prolongadas y reincidentes.

La herencia genética

Según algunos estudios realizados, parece que la obesidad podría proceder de un factor hereditario y que el ambiente en el que crece el niño sería menos determinante que su bagaje genético. Si su herencia provie-

---

2. Enfermedad: alteración del estado de salud.

ne de padres delgados o normales, el riesgo de ser obeso no será superior al 10 %. No obstante, este riesgo se acentúa un 40 % si uno de los padres es obeso, y un 80 % si lo son ambos. Por lo tanto, uno de los primeros puntos que debe considerarse es el de la herencia, a fin de velar desde la infancia para que no se reproduzca el mismo esquema familiar. Más adelante veremos cómo hacerlo.

El estado hormonal

Los desarreglos hormonales, sobre todo en la mujer, deben considerarse en el aumento de peso; por ejemplo, una mujer que sufra una disfunción ovárica multiplica los riesgos de volverse obesa en una proporción elevada: del 43 % frente al 13 % de una mujer sin disfunciones ováricas. Por otro lado, la progesterona[3] provoca retención de líquidos al aumentar el apetito cuando se aproxima la regla. El embarazo y la menopausia, periodos en que el sistema hormonal se ve muy afectado, pueden desencadenar tenaces aumentos de peso.

Por otra parte, y desde hace algún tiempo, el desarreglo de la glándula tiroides resulta cada vez más frecuente y parece ocupar un lugar predominante en la clasificación de los problemas hormonales después de la diabetes. Tanto si se trata de hipotiroidismo[4]

---

3. Hormona derivada del colesterol, cuya principal función es favorecer la anidación del óvulo fecundado y la gestación.
4. Afección caracterizada por un déficit de hormonas tiroideas. Es bastante frecuente en el adulto de cierta edad y afecta más a las mujeres que a los hombres.

como de hipertiroidismo,[5] estas perturbaciones se manifiestan en el niño en el ámbito del crecimiento, el desarrollo y el peso. Fatiga, diarreas, trastornos del peso y de otros muchos tipos alteran también la salud del adulto afectado por este problema. Dado que los síntomas del desarreglo tiroideo no son específicos de esta afección, no siempre resulta fácil diagnosticarlos.

Causas psicológicas

Las emociones, como la tristeza, la rabia y la angustia, son física y psicológicamente perturbadoras. Dan lugar a reacciones complejas, una de las cuales se exterioriza a través de una atracción compulsiva y desordenada por la comida. En los momentos de debilidad emocional, los excitantes estímulos alimentarios, que provocan a nuestras retinas y se meten en nuestras fosas nasales, desencadenan unos apetitos «dispersos»[6] que conducen a confusiones nutricionales, bases de la obesidad.

Los trastornos psicológicos profundos suelen relacionarse con vanas expectativas de reconocimiento, conflictos rutinarios y traumas ofensivos que provocan una culpabilidad latente, la sensación de «no valer gran cosa» o «estar de más», imagen deformada de uno mismo que arraiga en silencio en el secreto del subconsciente. Sentimientos de inferioridad, ansiedad,

---

5. Afección caracterizada por un exceso de hormonas tiroideas.
6. Fuera de las comidas establecidas: picoteo.

depresión, agresividad, autocastigo y vida afectiva y sexual frustradas son las consecuencias de esta auto-negación. Para colmar estas lagunas emocionales y consolarse de tantas insatisfacciones, el apoyo alimentario se presenta como un refugio acogedor y fiel. No obstante, este delicioso recurso es un arma de doble filo, porque si bien reconforta por un lado, mortifica por el otro, y resulta problemático cuando estos procesos alimentarios se vuelven habituales. La comodidad con la que se renueva este autoconsuelo provoca a la larga una sobrecarga orgánica que recubre el cuerpo de una gruesa capa de grasa, sacando a la luz el malestar físico unido a un malestar psicológico.

Enfermedades y medicamentos

El porcentaje de obesidad debido a estos dos factores sólo representa el 1 %... ¡al parecer! Tal vez tengamos que esperar a contar con algo más de perspectiva para afirmarlo. Sin embargo, ya está reconocido que los remedios que tratan de controlar la depresión nerviosa, el hipotiroidismo o el síndrome de Cushing,[7] así como la píldora anticonceptiva,[8] pueden originar una sobrecarga ponderal. Por lo tanto, conviene tener en

---

7. Conjunto de los trastornos relacionados con una hipersecreción de las glándulas corticosuprarrenales.

8. Aunque esta causa se minimiza con la excusa de que engorda «de forma excepcional», cuidado, pues las consecuencias aún poco conocidas de los parches, los implantes y el anillo vaginal a base de hormonas estroprogestativas que bloquean la ovulación podrían formar parte (¿o lo hacen ya?) de los factores de aumento de peso..

cuenta que un problema de peso es más difícil de tratar cuando se administran productos que incluyen moléculas sintéticas.

La contaminación

Desde hace ya varios años, las sustancias químicas de origen industrial que invaden a diario nuestro ambiente son sospechosas de constituir una de las causas de desarreglos hormonales. Son «perturbadores endocrinos» y su estructura molecular se asemeja mucho a la de las hormonas animales o humanas, lo que dificulta una protección eficaz contra sus efectos nocivos.

Se trata de metales pesados y de ciertos plásticos, entre otros, cuya degradación resulta muy complicada y que se acumulan en el organismo causando problemas de salud difíciles de delimitar, entre ellos seguramente algunos casos de obesidad.

Según varios estudios, existiría un vínculo entre un aumento significativo de peso y los hidrocarburos, como el benzopireno o la dioxina, subproductos tóxicos procedentes de combustiones incompletas derivadas de la contaminación causada por los automóviles[9] y algunas industrias. Estos contaminantes penetran con los lípidos en el interior de las células grasas e impiden la salida de los lípidos contenidos en los adipocitos,[10] provocando de esta

---

9. Los niños pequeños a los que se pasea en carritos a la altura de los tubos de escape de los coches pueden ser víctimas de este fenómeno.
10. Células grasas.

manera un aumento de peso por almacenamiento de los ácidos grasos.

No obstante, este experimento, realizado con ratones, sin que su dieta sufriera ningún cambio, muestra que este efecto es reversible, pues después de quince días sin exposición a los contaminantes, los animales recuperan su peso inicial.

El estado de estrés

Las causas de estrés pueden ser de tres tipos: físicas, biológicas o psicoemocionales.

1. Causas *físicas*: hambre, frío o calor intensos, cambios climáticos demasiado frecuentes, exceso de ruido y otras contaminaciones diversas, exceso de trabajo, enfermedades, intervenciones quirúrgicas, etcétera.

2. Causas *biológicas*: carencias nutritivas de todo tipo (de proteínas, minerales y vitaminas), excesos alimentarios (de azúcares refinados y grasas animales), desnutrición en general, excesos diversos (de sal, alcohol, café, tabaco, drogas), etc.

3. Causas *psicoemocionales*: insatisfacción, frustración, decepción, obligaciones diversas, fracasos o sentimiento de fracaso, aburrimiento, miedo, ansiedad, angustia, celos, separación o divorcio, cambio de condiciones de vida, fallecimiento de personas cercanas, éxito repentino, etc.

El esfuerzo de adaptación del cuerpo o la mente frente a una situación nueva, una violenta emoción, un peligro, una agresión, desencadena en el organismo una descarga de adrenalina.[11] Esta subida hormonal, no siempre bien sobrellevada, provoca a la larga un estado de tensión denominado estrés. Los primeros síntomas reveladores de un exceso de estrés acostumbran a ser: estado de fatiga inexplicable, trastornos del sueño, disminución de las capacidades intelectuales, hipertensión arterial, úlcera gastroduodenal, problemas cutáneos, prurito, alergias diversas, migraña, reumatismos, agujetas, trastornos ginecológicos, enfermedades infecciosas, envejecimiento acelerado y otros desarreglos mayores y menores. A ello se añaden trastornos de orden psíquico, entre los cuales la ansiedad, las dificultades para relacionarse, el nerviosismo, la irritabilidad, la depresión nerviosa y los trastornos sexuales son las manifestaciones más habituales de este malestar. El estrés, temible enemigo del sistema inmunitario, crece de forma insidiosa, como una planta voraz, deteriorando las defensas naturales, la voluntad y la autoconfianza.

Según unos estudios[12] relativos a la posible relación entre estrés y aumento de peso, se ha confirmado que existe un estrecho vínculo entre estas dos manifesta-

---

11. Hormona producida por la glándula suprarrenal que cumple una función primordial en el funcionamiento del sistema nervioso.
12. Dra. Elissa Epel, de la Universidad de San Francisco, California, EE.UU. Nota. En el estado de estrés el organismo segrega más cortisona, una hormona que desempeña una función muy importante en la adaptación fisiológica del organismo al estrés. Esta hormona es elaborada a partir del colesterol y segregada por la glándula corticosuprarrenal (situada en el polo superior de cada uno de los dos riñones).

ciones que favorecen de modo particular la acumulación de grasas en el abdomen. En efecto, cualquiera que sea la naturaleza del agente estresante, el organismo responde según un proceso fisiológico inmutable mediante la aceleración del ritmo cardiaco y respiratorio, la elevación del nivel de azúcar en la sangre y la liberación de ácidos grasos. El conjunto de estas reacciones proporciona al organismo la energía necesaria para permitirle afrontar la exigencia que se le presenta. Por lo tanto, es fácil deducir que la repetición excesiva del estado de estrés y de sus repercusiones a nivel celular conduce a un aumento de peso.

No obstante, el estrés no siempre tiene origen negativo, ya que también una gran alegría repentina o un éxito inesperado pueden provocarlo. Se vuelve negativo cuando la obligación de las circunstancias desgasta la energía y desemboca en una salida insatisfactoria.

Como puede observarse, el exceso de estrés no es inocuo ni, menos aún, ajeno a la obesidad.

Cómo escapar al estrés

Ciertos principios de vida pueden ayudar a minimizar el estrés. Veamos brevemente algunos: mirar las cosas por el lado positivo, no estar en contradicción con uno mismo, apreciar lo que se hace, atreverse a decir no, reconocer los propios recursos, relativizar, concederse momentos personales de tranquilidad y placer, alimentarse de forma sana y equilibrada para paliar, de forma prioritaria, las necesidades orgánicas y no sólo los deseos…

El deporte, excelente medio para eliminar el estrés, permite desconectar de las preocupaciones. La actividad física mejora la circulación sanguínea, facilita la eliminación de toxinas y provoca la liberación de endorfinas.[13] Caminar, nadar e ir en bicicleta se incluyen entre el conjunto de deportes aconsejados en este caso.[14]

Picar o atiborrarse es otro medio usado para eliminar el estrés. Dado que la comida y el estrés se hallan estrechamente vinculados, la tendencia instintiva de serenarse comiendo se vuelve más aguda cuanto mayor es la dificultad.

El silencio, acompañado de respiraciones profundas, alivia las tensiones debidas a este estado.

La objetividad y la flexibilidad mental son también de gran ayuda en todas las circunstancias, y más aún en un periodo de estrés.

Obesidad, ¿qué ocurre?

Lejos de ser un problema únicamente estético, las consecuencias de la obesidad en el organismo són muy importantes. Con un 20 % de exceso de peso se puede considerar que aumentan los riesgos para la salud y que, cuanto más se eleva ese peso, más inquietantes resultan las consecuencias del sobrepeso. Algunos de estos riesgos, evaluados como graves, afectan a la mayo-

---

13. Sustancias producidas de forma natural por ciertas células del sistema central, con propiedades analgésicas similares a las de la morfina. La aportación de endorfinas proporciona placer y consuelo, calma el dolor y la angustia.
14. El yoga, la relajación y la meditación son también ayudas apreciables.

ría de las personas obesas. Subrayemos, a continuación, los más notorios:

1. Las insuficiencias respiratorias y los dolores articulares y dorsales se sitúan entre los problemas de salud que perturban las actividades de los obesos hasta obligarlos a veces a una inacción casi completa según la gravedad del caso.

2. Las complicaciones reumatológicas afectan más a los obesos de tipo ginoide; la pérdida de peso constituye uno de los mejores remedios para aliviar la presión que afecta sobre todo a las articulaciones de las caderas y las rodillas.

3. Una circulación sanguínea a menudo deficiente,, disminuye la aportación de oxígeno y de nutrientes necesarios para el funcionamiento de los distintos tejidos y órganos. La eliminación de los residuos del metabolismo celular se vuelve más lenta, por lo que estos se acumulan e intoxican el organismo. Esta insuficiencia circulatoria a menudo es provocada por un estreñimiento ignorado y agravado por el sedentarismo.

4. Son numerosos los casos de enfermedades cardiovasculares, insuficiencias coronaria y cardiaca e hipertensión. Esta última, relacionada con una elevación anómala, permanente o pasajera de la tensión arterial,[15] representa una de las consecuencias más preo-

---

15. La tensión normal se sitúa entre 10/14 para la presión máxima y 6/9 para la mínima.

cupantes de la obesidad, sobre todo en caso de grasa abdominal de tipo androide. La presión ejercida sobre el órgano del corazón induce un sofoco que restringe su acondicionamiento de actividad. Entre los 25 y los 45 años, la incidencia de hipertensión arterial es seis veces más frecuente en los obesos que en los no obesos.

5. La diabetes de tipo 2 (no insulinodependiente)[16] es uno de los efectos predominantes de la obesidad. Las células adiposas, cuyas necesidades de insulina van en aumento, desarrollan una resistencia a la acción de esta hormona, y entonces el nivel de glucemia se eleva cada vez más hasta provocar en ocasiones la diabetes de tipo I (insulinodependiente).[17] Los riesgos de llegar a ser diabético para un obeso son dos veces superiores que los de una persona con peso normal. Estas complicaciones afectan más a los obesos ginoides.

6. El desequilibrio hormonal, presente con frecuencia en los casos de sobrecarga ponderal, es uno de los puntos importantes que deben compensarse. Los medios apropiados empleados para remediarlo, acompañados de un enfoque nutricional ajustado, favorecen la pérdida de peso.

7. La hiperlipidemia, o aumento anómalo del nivel de lípidos (grasas) en la sangre, forma parte de los trastornos de salud de las personas con sobrepeso. Presenta

---

16. Tratamiento: dieta adecuada + ejercicio físico.
17. Tratamiento: dieta adecuada + administración de insulina inyectada + ejercicio físico.

dos manifestaciones preocupantes: la hipercolesterole-mia,[18] hereditaria o adquirida, y la hipertrigliceride-mia,[19] ambas favorecidas por un consumo excesivo de glúcidos (azúcar) o alcohol. Estos trastornos pueden proceder de una diabetes mellitus, de una glándula tiroides con anomalías, de problemas hepatobiliares o renales, y además pueden provocar arteriosclerosis.[20] La píldora anticonceptiva también puede ser una de las causas de este desequilibrio lipídico.

8. De la hipoglucemia no se libran los obesos. La disminución del nivel de azúcar en la sangre, a menudo causada por una dieta deficiente o un estilo de vida irregular, puede provocar:[21] fatiga intensa, gran apetito, temblores, irritación, agresividad, náuseas, velo delante de los ojos, sudores abundantes, debilidad intensa, mareos, vértigos, somnolencia, dolores de cabeza, migrañas, palpitaciones cardiacas, falta de concentración, confusión, ansiedad, tendencia a la depresión, trastornos auditivos, de memoria y psicológicos, y a veces incluso convulsiones o pérdida de conciencia.

9. Los problemas hepáticos también forman parte de las repercusiones de la obesidad. La vesícula biliar parece sufrir más cuando la dieta es rica en materias grasas, lo que provoca a la larga una saturación de

---

18. Aumento anómalo del nivel de colesterol LDL, llamado colesterol «malo», en la sangre.
19. Aumento anómalo del nivel de glicéridos (lípidos) en la sangre.
20. Estrechamiento del diámetro de las arterias por depósito de lípidos.
21. Numerosos malestares se deben con frecuencia «sólo» a casos de hipoglucemia, por lo que se recomienda verificar el nivel de glucemia. Véase página 185.

colesterol por parte de la bilis, uno de los principales componentes de los cálculos biliares, que parecen afectar más a las mujeres a partir de los 60 años. Por otro lado, el exceso de grasa en el hígado (esteatosis) puede provocar una inflamación de esta glándula con una posible evolución hacia la cirrosis y el cáncer.

10. El nivel de ácido úrico, a menudo elevado en las personas con sobrepeso, cuya dieta es rica en materias grasas y proteínas, desencadena la gota, un tipo de artritis que se cristaliza en las articulaciones, sobre todo en el dedo gordo del pie, provocando fuertes dolores.

11. Las embolias pulmonares también forman parte de los trastornos que derivan de la obesidad.

12. Los riesgos de cáncer pueden verse incrementados por el exceso de peso. El tejido adiposo, que funciona como una glándula, modifica los niveles de estrógenos que estimulan la proliferación celular.

Por lo tanto, el primer interés de la pérdida de peso es, ante todo, recuperar un estado de salud satisfactorio. El objetivo estético seguirá en paralelo, dado que las aplicaciones nutricionales que se indicarán más adelante ayudarán a poner en forma el cuerpo.

OBESIDAD, ¿DÓNDE TE ESCONDES?

Diversas y complejas son las posibles causas responsables de una sobrecarga de peso, por lo que para tratar este desequilibrio con rigor es esencial diagnosticar lo antes posible y con la mayor precisión su origen u orígenes, diagnóstico que debe resultar minucioso para no ir a tientas y poder adoptar de inmediato las disposiciones adecuadas para detener o corregir el problema. A ello contribuye el nuevo enfoque nutricional incluido en el *método abanico*, cuyos puntos esenciales se presentan un poco más adelante.

OBESIDAD, ¿CÓMO SE PUEDE EVITARTE?

La disciplina alimentaria debe ejercerse desde la infancia. Unas normas nutricionales inculcadas al niño a medida que va evolucionando instaurarán en su comportamiento una actitud sólida y bien anclada que evitará que suene para él la alarma de la obesidad.

Corregir los excesos alimentarios vinculados con errores dietéticos, revisar los ligados a trastornos del comportamiento y rectificar el aumento de peso causado por intolerancias alimentarias ayudarán a evitar el problema de la obesidad y recuperar la estabilidad orgánica.

OBESIDAD, ¿QUÉ HAY DE NUEVO?

El tema de la obesidad resulta tan actual que los estudios al respecto no dejan de multiplicarse. No obstante, los resultados son aún escasos, a pesar de las dietas agotadoras probadas para atajar su alarmante progresión. Las teorías exploradas para remediar este exceso *kilográfico*[22] corporal son numerosas y variadas, y aportan con el tiempo algo de luz, aunque sea relativa, acerca de la razón o las razones de la obesidad. Sin embargo, aún no se ha establecido ninguna respuesta definitiva ante este síndrome cada vez más endémico. De todos modos, se admiten de forma unánime ciertos descubrimientos importantes, entre ellos que las células adiposas de los obesos son más grandes y numerosas de lo normal y que cuanto más aumenta su tamaño, más se multiplican. Además, este estudio parece confirmar también que una pérdida de peso disminuye el tamaño de estas células, pero no su número, razón por la que una persona obesa recupera enseguida sus kilos perdidos de forma momentánea. Por otro lado, ciertos estudios han demostrado que la lipólisis, proceso de transformación de la grasa ingerida gracias a una enzima (la lipasa), es menos activa en los obesos, y que, como su termogénesis[23] es reducida, la grasa ingerida se transforma más en grasa corporal que en calor.

OBESIDAD, ¿Y SI TE ABANDONÁSEMOS?

La ambición de perder peso, sueño de casi todas las personas que tienen algunos kilos de más, se convierte a veces en una verdadera obsesión.

Pero ¿cuál es la auténtica aspiración de este deseo? ¿Adelgazar porque los dictados de la moda lo impo-

---

22. Kilográfico: kilos cuyo aumento o disminución causan variaciones en las curvas (el gráfico), corporales.
23. Producción interna de calor.

nen y porque unas bellezas ficticias y desnutridas aguijonean el amor propio, o adelgazar con la intención de lograr obtener una mejor salud, así como un cuerpo armonioso? Hacer frente a la verdadera motivación de esta decisión matiza toda una actitud durante el proceso de adelgazamiento. Si aquella sólo es puramente estética y fruto de influencias, los resultados obtenidos para alcanzar el objetivo deseado parecerán siempre insuficientes, y un estado de frustración permanente arruinará todo avance. Si, por el contrario, la motivación deriva de una decisión madurada y personal, cuya principal intención es mejorar la salud y acercarse a uno mismo, entonces todo cambia. Los resultados, por pequeños que sean, al dejar de estar sometidos a la presión de la precipitación y el estrés, se aceptarán con control y lucidez. La comprensión, el respeto y la ternura que el cuerpo necesita para reestructurarse le permitirán remodelarse en proporción y salud. Conocer el verdadero origen de la decisión de adelgazar cambia la cara del esfuerzo, transformándolo en un compromiso hacia uno mismo.

Todas sus células le agradecen

de antemano que tenga a bien

tomarlas en consideración.

Obesidad, ¿dobles desenlaces?

Varios caminos conducen a un mismo objetivo, pero unos son más directos que otros. Dado que la obesidad forma parte de un comportamiento global en espera de ajuste, resulta oportuno proponer una orientación que tome en consideración tanto la mente como el cuerpo. Las bases en las que se apoya esta modalidad de tratamiento ofrecen medios complementarios y dinámicos que aceleran una toma de conciencia conjunta de finalidad segura: la pérdida de kilos y la regulación del peso, mediante dos enfoques:

— el enfoque nutricional;
— el enfoque psicológico.

El enfoque nutricional

Cuando el contenido de un alimento está desprovisto de todo interés nutricional, fomenta trastornos metabólicos que pueden ocasionar almacenamientos de residuos de grasa. Las células, en la vana expectativa de recibir los nutrientes que les son imprescindibles para construir, reparar y mantener el organismo en un estado óptimo, no dejan de reclamar e impulsan a picar o a comer en exceso hasta satisfacer su petición de «materiales». En cambio, con una alimentación de calidad será mucho más difícil engordar, a no ser que existan problemas hormonales (glándula tiroides, menopausia…), se tomen ciertos tipos de medicamentos o haya otros trastornos orgánicos. Por lo tanto, es evidente que todo lo que afecte a la naturaleza intrínseca del alimento perjudica invariablemente el buen funcionamiento del organismo. Los sustitutos del azúcar, las grasas hidrogenadas, los pesticidas, las radiaciones, los innumerables conservantes, colorantes, potenciadores de sabor sintéticos y otras manipulaciones y adulteraciones de consecuencias aún mal conocidas cometen un acto de *lesa-nutricionalidad* al que hay que oponerse con urgencia. Estas elucubraciones alimentarias perpetradas contra la naturalidad nutricional se inscriben en la lista de las causas probables que estigmatizan una obesidad galopante. Sin embargo, la razón física de ese síndrome que es la obesidad no se detiene ahí. Existe otra relativa al páncreas,[24] glándula que, cuando se fuerza con demasiada frecuencia, por exceso de glúcidos, de ácidos grasos o de alcohol, segrega un excedente de insulina[25] que contribuye de forma casi inexorable al almacenamiento de estos excedentes alimentarios en forma de grasa o de diabetes, orígenes de un estado latente o evidente de obesidad.

El enfoque psicológico

El éxito de un tratamiento contra la obesidad se basa en la participación activa de la persona que lo preci-

---

24. El páncreas, de forma cónica, situado casi horizontalmente detrás del estómago, es una glándula digestiva de secreción endocrina (interna) y exocrina (externa).
25. Hormona hipoglucemiante (disminuye el nivel de glucosa en la sangre) segregada por el páncreas y cuya insuficiencia provoca la diabetes.

sa, iniciativa que puede ser puesta a prueba en registros tan variados como el contexto familiar, por ejemplo, donde la decisión de perder peso puede considerarse una traición al clan si la obesidad está instalada en él, o el contexto social, si las comidas de negocios son numerosas, o también, sencillamente, por tener que comer fuera de casa.

A veces resulta laborioso localizar el verdadero origen de la obesidad, aunque es posible determinar la influencia de ciertos factores psicológicos que se presentan con frecuencia.

El síndrome de la obesidad puede reflejar un enorme vacío afectivo, una incomprensión del entorno, una infravaloración de uno mismo, hasta el punto de buscar refugio en la satisfacción inmediata que procura el acto de comer. Las esperanzas contrariadas y el desfase emocional se traducen en impulsos alimentarios con vistas a colmar unas carencias que, mucho más allá de una necesidad física, son llamadas de atención, peticiones de consideración a través de la mirada de los demás, que se manifiestan con esta compensación material a menudo desesperante, la toma más o menos controlada de alimento. Todo converge hacia el disfrute de restaurarse,[26] lo que muy a menudo sólo calma de forma momentánea el sufrimiento interno. Entonces, las disensiones entre tentaciones dominadoras y el deseo de escapar de ellas se hacen cada vez más frecuentes, llegando a arraigarse en un compromiso de necesidades alimentarias a la vez jubilosas y dolorosas.

---

26. En el más amplio sentido de la palabra: repararse, ponerse en buen estado, restablecerse y comer.

OBESIDAD, ¿CUÁL ES TU RESPUESTA?

¿La solución es revivir traumas, remordimientos y abandonos para analizarlos? ¿La solución es lanzarse a la caza de angustias, frustraciones y esperanzas vanas para exorcizarlas? ¿La solución es remontarse al pasado para justificarse? Entonces, ¿dónde se encuentra la solución liberadora?

OBESIDAD, ¿UN PASADO PRESENTE?

Vuelta atrás

¿De verdad tiene ganas de revivir sus dolores, de desenterrar sus penas, de rumiar viejos recuerdos agrios que fermentan en una memoria prisionera? ¿O prefiere alimentarse de sensaciones nuevas, de emociones renovadoras, que le consuelen de sus heridas? Usted elige. ¿Se aferrará a un pasado caduco o se lanzará al «aquí y ahora» inédito?

El presente

Supongamos que ha optado por la novedad y decide vivir una vida «fresca». ¿Por dónde empezar? ¿Qué hacer con el pasado? ¿El pasado? Ha sido. Ya no es. Y nunca volverá a ser. Y, además, ¿qué vendría a hacer hoy en su vida actual? En cuanto al futuro... Pero ¿qué es el futuro? Pura ilusión, espejismo, espejismo, con el que se seduce para embaucar mejor. ¿Qué queda entonces, si el pasado ya no es y el futuro sólo es especulación? Queda… Adivine qué…: el instante, dicho de otro modo, ¡el presente!, única realidad que se descuida alegremente proyectándose sin cesar hacia un futuro quimérico o un pasado fantasmal. ¡Efecto yoyó,[27] que no sólo corresponde, como puede comprobarse, al devenir de las dietas! Entonces, ¿es posible que seamos tan ciegos o inconscientes que desdeñemos el presente en beneficio de divagaciones ilusorias? Tal vez sea el momento de tomar por fin conciencia de que existe un presente, dispuesto a ofrecernos… ¡la realidad!

Un primer ejercicio al que puede dedicarse sin esperar es el de vivir, simplemente, el momento presente. ¡Ya no hay pasado! ¡Ya no hay futuro! El presente y nada más. ¿Qué siente? ¿Qué ha sido de sus lamentaciones y sus miedos? Vamos, un poco más de presente. Dos milésimas de segundo. Tres. Una más… Observe lo que siente… El ejercicio debe ser lo bastante prolongado para captar y entrever lo que ofrece el presente único, fuente de vida donde todo tiene lugar. A propósito, puede aumentar sin peligro alguno la dosis de presente; no existe ninguna contraindicación.

---

27. Pérdida de peso consistente pero con rápida recuperación.

Sumérjase en el presente

y

nade en la corriente

de su presencia infinita.

OBESIDAD, ¿ESPEJO DEFORMANTE?

Forjado por sus experiencias, usted es lo que ha hecho de sí mismo. Sobre todo, no se juzgue. Tampoco se evalúe. Ese no es el objetivo. El objetivo es reencontrarse. Así pues, si los padres, la familia y el entorno no le dan la dosis de reconocimiento que reclama y necesita para sentir que existe, cambie radicalmente y ofrézcasela usted mismo, para usted mismo. Déjese impregnar por su efluvio tranquilizador que le invita a animarse y apreciarse. La autoestima, fiel amiga, es el mejor aliado para vivir de acuerdo con la propia vida.

¿Qué riesgo existe al mirarse cada mañana al espejo con una sonrisa? ¿Qué riesgo existe al mantener esa sonrisa a lo largo de todo el día susurrándose palabras de aliento? ¿Qué riesgo existe al olvidar los tormentos aunque sólo sea un momento? ¿Qué riesgo existe al percibir el balbuceo del aprecio de uno mismo, por uno mismo? ¿Qué riesgo existe al decidir ser por fin feliz frente a todos y a pesar de todos? Sí, ¿dónde está el riesgo?

Egobesidad

La obesidad no sólo sobrecarga el cuerpo, sino que también se apodera del ego (egobesidad[28]), inquilino de la mente, donde se ha instalado con toda comodidad. «Personaje» de múltiples facetas, almacenador

---

28. Obesidad del ego.

de prejuicios arcaicos, de automatismos aniquiladores, de tópicos devaluados, de falsas creencias, de doctrinas primitivas, de dogmas enmohecidos y directrices castrantes, el ego no deja de importunarnos si no lo controlamos.

Aunque este tipo de estorbo «invisible» no tenga peso físico, no deja de ser cierto que el ego se engorda y se atasca con alimentos no válidos, rebosante de las dosis acumulativas de inseguridad, desasosiego, malestar, miedo, etc., que acaparan el espacio de reflexión de la mente.

En efecto, la obesidad no corresponde sólo al balance de un peso anómalo, sino también al de un estado psicológico alterado y saturado. Frustraciones, remordimientos, abandonos e incomprensiones forman una masa adipopsíquica que limita la flexibilidad de los impulsos y aspiraciones. Así, las dificultades encontradas le parecen insuperables a la persona con sobrepeso, obligándola a refugiarse en la concha de grasa que la oprime. Su deformación corporal, doble estandarte de un atasco físico y mental, atestigua el pesado vacío que trata desesperadamente de colmar anestesiándose con el bálsamo de la comida. Herida, nos grita, a través de su corpulencia, su necesidad urgente[29] de ser considerada, apreciada y amada.

Por lo tanto, la garantía psíquica depende de la calidad de los nutrientes con los que llenamos nuestro «plato mental», nutrientes que deben pasarse de forma activa a través del tamiz del discernimiento antes de ser asimilados por nuestro comportamiento.

---

29. Tal vez no siempre, pero… muy a menudo.

Egobjetividad

Como un juego, o como un truco, tal vez podría atribuirle un nombre a su ego y entablar un diálogo con él. Dígale que está cansado de que le imponga de forma sistemática sus puntos de vista y que a partir de ahora tiene que ser menos tozudo y más receptivo. Avísele de su firme resolución de perder peso (si es así) y adviértale que nada debilitará su voluntad. Recuérdele que él es su servidor y que está destinado a obedecer sus órdenes, y no al contrario. Trátelo con delicadeza, pues el ego es muy susceptible. Y, no lo olvide, cuanto más viva en el presente, menos influencia tendrá su ego en usted.

Tal vez esto le parezca extraño y poco realista. ¿Egobjetividad?[30] ¿Hablar con el ego? ¡Qué extravagancia! ¿Y por qué no probarlo primero y emitir una opinión… después?

---

30. ¡Obligar al ego a ser más objetivo!

Debe despojarse de todo

lo que le impide ser usted.

Entonces se sentirá ligero,

flexible y alegre.

El autoconocimiento

permite llevar las riendas

de la existencia.

Cuando haya decidido ocuparse de sí mismo y poner en marcha los medios necesarios para librarse de sus kilos de más, le sorprenderá sentirse más enérgico y seguro de sí mismo. Por supuesto, la pérdida de peso será una de las razones que le proporcionen satisfacción, pero también le influirá el refuerzo de su sistema inmunitario. Pero ¿qué relación existe entre el sistema inmunitario y la pérdida de peso?

EL SISTEMA INMUNITARIO

Parece demostrado que el efecto yoyó tiene consecuencias negativas en el sistema inmunitario. ¡Cuánto más frecuentes e importantes son las pérdidas de peso, más «anémico» se vuelve el sistema inmunitario! Un estudio realizado con 114 mujeres obesas confirma que el deterioro a largo plazo del sistema inmunitario es directamente proporcional al número de veces que una persona ha experimentado un efecto yoyó. ¡Más de cinco pérdidas de peso durante 20 años provocan por término medio la disminución en un tercio del número de células activas de este sistema de defensa natural! Células que no sólo atacan a los virus y bacterias, sino que protegen el organismo de los elementos sospechosos produciendo anticuerpos y cumplen una función esencial en la lucha contra las células cancerosas. Según este estudio, los casos de cáncer aumentan de forma considerable cuando el sistema inmunitario está debilitado. Sobre esta base, los científicos concluyen que el impacto de estos episodios yoyó podría tener una incidencia muy seria en la salud.

¿Dónde se encuentra este sistema vital?

El sistema inmunitario, situado en diversas partes del organismo, forma dos barreras para responder lo antes posible a todo ataque dirigido contra él:

— la barrera interna;
— la barrera externa.

La barrera interna

Los principales centros defensivos del sistema inmunitario son los siguientes:

• Las *amígdalas*, situadas en el contorno de la faringe, destruyen a los invasores[31] que penetran en el organismo a través del aire y los alimentos.
• La *médula ósea*, presente en todos los huesos al nacer, produce a diario millones de células, entre ellas 200.000 millones de glóbulos rojos. También es la sede de maduración de los linfocitos B, glóbulos blancos especializados en la elaboración de los anticuerpos.
• El *bazo*, situado en el abdomen, entre el diafragma y las costillas, es la sede de proliferación de los linfocitos.[32] En comunicación directa con la circulación sanguínea, su función es importante en la maduración de los glóbulos rojos y en su eliminación cuando son anómalos o llegan al final de su vida.

---

31. Nombre general atribuido a todo lo que puede atacar al organismo.
32. Tipo de glóbulo blanco.

• El *timo*, glándula situada en la parte superior del pecho, detrás del esternón, es la sede de maduración de los linfocitos T4,[33] detectores de los agresores del organismo. El timo estimula la circulación linfática, influye en la fuerza de la contracción muscular y controla la energía en el cuerpo. Activo sobre todo durante la infancia, se atrofia con la edad. Resulta afectado por el estrés.

• Los *vasos linfáticos*, formados a partir de los capilares linfáticos que nacen en los órganos, drenan la linfa, líquido orgánico translúcido procedente de la sangre, y la transportan a todo el cuerpo.

• Los *ganglios linfáticos* filtran la linfa y eliminan a los invasores. Están situados en el trayecto de la linfa, que circula desde los tejidos hacia la sangre, en las ingles, las axilas y el cuello. Algunos son superficiales y palpables; otros, más profundos, sólo son visibles a través de un examen radiológico.

• Los *glóbulos blancos* o leucocitos, implicados en la defensa del organismo, circulan por la sangre y la linfa.

La barrera externa

Esta protección, constituida por la piel y las mucosas, se lleva a cabo a través de las siguientes sustancias:

---

33. Existen dos categorías de linfocitos T: los T4, que cooperan con otras células, y los NK (Natural Killer o matador natural), cuya función es destruir las células infectadas por virus o las células cancerosas.

• El *sudor* y el *sebo* mantienen la piel ligeramente ácida (pH 5), lo que limita la propagación de los microorganismos.

• La *mucosidad*, segregada por las células de las mucosas, aprisiona a los invasores, lo que facilita la fagocitosis.[34]

• La *acidez del estómago* elimina la mayor parte de los invasores que penetran en el cuerpo a través del alimento.

• Las otras secreciones del cuerpo humano, como las *lágrimas*, la *saliva* y las *secreciones vaginales*, contienen una enzima, la lisozima, que destruye las bacterias.

El sistema inmunitario es un baluarte (casi) infranqueable cuando se halla en las condiciones favorables para cumplir su función protectora. Los batallones de este sistema, dispuestos a combatir a los invasores ya en sus primeros asaltos, son los defensores encarnizados de nuestro organismo. Estos paladines de la garantía inmunitaria, sometidos a las condiciones fisiológicas, también son sensibles a la calidad del discernimiento, facultad que cumple una función muy importante en la eficacia de su acción. Sinergia retroactiva que proporciona fuerza o debilidad a la inmunidad natural.

Cómo fortalecer el sistema inmunitario

Dos refuerzos complementarios están a nuestra disposición:

---

34. Captura, ingestión y destrucción por parte de una célula de partículas o de otras células.

— refuerzos nutritivos;
— refuerzos psicológicos.

Refuerzos nutritivos

Proteger el cuerpo de las agresiones que debilitan el capital de salud incluye dedicar un cuidado particular a su subsistencia. El uso de alimentos o plantas con componentes que mantienen el organismo en un estado de funcionamiento óptimo refuerza su potencial de defensa. Citemos algunos:

— vitaminas: A,[35] C, E;
— minerales: zinc, selenio, manganeso,[36] magnesio...;
— betacaroteno;[37]
— equináceas, ginseng, uña de gato...;
— proteínas de suero lácteo.

Refuerzos psicológicos

• Vivir en el presente sin aferrarse al pasado, ni proyectarse demasiado frecuente o sistemáticamente al futuro.

---

35. Es preferible la vitamina A de origen natural, presente en la mayoría de los cereales, verduras y numerosas frutas: ajos, zanahorias, espinacas, lentejas, cebollas, patatas, limones, frutos oleaginosos, etc.
36. El manganeso se halla en diversos cereales, berros, col, apio, zanahorias, cebollas, diente de león, patatas, polen...
37. El betacaroteno forma parte de ciertas hortalizas y frutas «coloreadas» y se transforma en el organismo en vitamina A. También es un antioxidante que protege el organismo de los radicales libres. Pero cuidado, los fumadores no deben excederse con el betacaroteno como suplemento nutricional, porque, al parecer, favorece el cáncer de pulmón.

• Conservar la serenidad en cualquier circunstancia. La serenidad es una actitud que mantiene el sistema inmunitario en un estado de vigilancia, sin crispación ni angustia, y refuerza las defensas naturales que permanecen disponibles en la calma.

• Cultivar el discernimiento decidiendo por uno mismo. Evitar recurrir a las «guías» de las modas y usos del momento para tomar decisiones. Forjarse la propia opinión. Desarrollar la intuición.

• Tener aspiraciones e ideales que levanten el ánimo.

• Teñir la vida de alegría, risas y buen humor para conservar un estado de salud en todos los ámbitos.

• Tener confianza en uno mismo frente a todos y a pesar de todos.

• Eliminar la desconfianza que envenena las relaciones humanas.

• Simplificar la vida dejando de correr tras unos objetivos que malgastan mucha energía.

Plantéese una pregunta...

«¿Estoy realmente dispuesto a cambiar mi comportamiento alimentario para perder los kilos que me
sobran?».

Tómese tiempo para reflexionar y luego responda
con toda sinceridad.

La aguja de la brújula fijada por su decisión le diri-
girá hacia la determinación (o no) de alcanzar su
objetivo, que se grabará en su mente con toda la fuerza y convicción que le haya transmitido.

Aún le quedan varias páginas que leer antes de pro-
nunciarse…

Ahora...

imagine que tiene en la mano...

un abanico.

Despliéguelo.

Abaníquese un momento con delicia...

con los párpados bajados...

Luego…

despacio…

levante los párpados

y descubra la frase oculta

que se desvela

ante su mirada…

Obesidad,

te

abandono.

¿Acepta esta afirmación?

Este espacio está dedicado

a su reflexión…

Este se adapta

a la fluctuación

de su decisión o indecisión…

y…

cuando haya tomado su decisión…

marque la casilla

que corresponda

a su opción:

☐   ☐
Sí   No

Si su respuesta es «no»...

Deje de martirizarse.

Relájese.

Acéptese.

Y viva conforme a su sentencia.

Si su respuesta es «sí»...

Prepárese para la labor de reestructuración que le espera. No se engañe; ademásde remodelar su cuerpo, se trata principalmente de revisar su enfoque de la alimentación para no repetir el efecto yoyó una vez más, es decir, perder peso y volver a recuperarlo... o incluso aumentarlo, ¡cosa que ocurre casi siempre!

Antes incluso de abordar el método que voy a presentarle, le recomiendo que se tome el tiempo necesario para pensar en las modificaciones que su decisión va a generar en sus hábitos comportamentales.

Con el «sí», ha decidido poner rumbo a la liberación de un fardo que le pesa. La firmeza de esta resolución le transmite el poder de imponerse en cada una de sus actitudes. Ya no se anda con rodeos, es consciente de que nadie puede controlarse por usted, disciplinarse por usted, adelgazar por usted. Así pues, abra la escotilla de la razón, que le aporta un viento de determinación y sopla con vigor para exorcizar las fascinaciones alimentarias.

Asimile bien estas pocas líneas, para que su voluntad se ponga a su servicio y le ayude a evitar que sus esfuerzos sean en vano.

Para empezar, le deseo una alegre y provechosa experiencia nutricional.

Sólo usted

es

el artífice

de su vida.

Mueva con gracia el abanico.

Esta cara, cubierta de inscripciones, le desvela el proceso del método abanico,[38] sinergia de disciplinas nutricionales, corporales y mentales reunidas que se potencian unas a otras. Una fórmula de resultados tangibles y duraderos que le propongo descubrir a lo largo de las próximas páginas.

Pero comencemos por unos principios básicos.

---

38. Por otra parte, en los momentos más «calurosos» de este proceso que ha aceptado emprender, puede utilizar el abanico para refrescarse...

De nada sirve

resistir;

hay que prevenir

de forma adecuada.

Ante todo…

Las futuras madres deben tomar plena conciencia de la responsabilidad que adquieren frente al futuro ser humano que se forma en el interior de su cuerpo. Y es que, a lo largo de todo el embarazo, su influencia, tanto física (alimentación) como psíquica (estados de ánimo), es inmensa y actúa de forma considerable en la materia de los órganos y las neuronas del feto que se está constituyendo. Si su nutrición es inadecuada o deficiente, si son dependientes de sustancias nocivas (tabaco, alcohol, estupefacientes…), si están desilusionadas y deprimidas, si son partidarias de las distracciones violentas (a través de las lecturas, las películas, la música…), pueden repercutir en el desarrollo orgánico y psíquico del embrión en formación con carencias e «impregnaciones» de todo tipo. Repercusiones que, en el caso de una persistente conjunción carencial nutricional, afectarán a la salud física y posiblemente mental del ser que ha de nacer.

El principio de la existencia es marcado muy pronto por unos parámetros familiares que se fijan de forma casi indeleble en el patrón comportamental del niño y le influyen más o menos en el transcurso de su vida. Por ejemplo, parece que los niños que han sido amamantados aceptan con mayor facilidad la diversidad de alimentos debido a su sensibilización organoléptica[39] a los distintos sabores y aromas de la leche materna con respecto a la leche industrial, de sabor

---

39. Que se refiere a los órganos sensoriales.

monótono. La toma de leche de origen animal en lugar de leche humana, durante los primeros meses del bebé, tendría también una influencia considerable en la evolución del peso.

Por otra parte, científicos británicos han descubierto que los bebés alimentados con leche maternizada enriquecida con ácidos grasos corren menos riesgo de sufrir más tarde enfermedades cardiovasculares[40] que los que han sido alimentados con leche maternizada común. Las diferencias de presión arterial detectadas durante la infancia entre estos dos grupos de bebés suelen mantenerse en la edad adulta e incluso tienden a ampliarse, ya que la falta de ácidos grasos en la leche induce la hipertensión arterial. Esta alteración no aparece cuando el bebé es amamantado, pues la leche materna contiene de forma natural ácidos grasos además de varios componentes nutritivos, ausentes en la leche maternizada común, así como en la leche maternizada enriquecida,[41] que protegen en gran parte al niño de graves trastornos orgánicos, entre ellos los mencionados más arriba.

Además, parece ser también que una de las fuentes del aumento de peso infantil podría provenir del nivel elevado de ácidos grasos contenidos en la dieta de la

40. ¿Son las enfermedades cardiovasculares y la hipertensión los síndromes más preocupantes de la obesidad? ¡Resulta tentador establecer una relación! 41. En caso de que una madre no pueda o no quiera amamantar a su hijo, conviene escoger leche maternizada «enriquecida en ácidos grasos». En efecto, estos mismos estudios han demostrado que los bebés amamantados y los que recibieron leche «maternizada enriquecida» tenían una presión arterial bastante similar, a diferencia de los recién nacidos alimentados con leche «maternizada común», cuya presión arterial era mucho más elevada.

madre,[42] que se los transmite a su bebé al amamantarlo. Este exceso de ácidos grasos, consumido desde la primera infancia, produciría una «expansión» de los tejidos adiposos e incrementaría el sobrepeso y la obesidad.[43] A pesar de este inconveniente, la leche materna sigue siendo el mejor alimento del recién nacido.

Después...

La responsabilidad de los padres se ejerce en los ámbitos de la educación básica, según unas costumbres familiares establecidas, entre ellas las que se refieren a los hábitos alimentarios. Estos hábitos, adquiridos a partir de los 2 o 3 años de edad, se revelarán con el paso del tiempo como unos faros de rayos luminosos que indicarán con claridad las comidas que expanden o como linternas sordas que atascarán en unos meandros de errores nutricionales. El aprendizaje de la vida, a través de las experiencias personales, desarrollará el discernimiento del adolescente, y luego del adulto, incitándole al mantenimiento, a la modificación o al rechazo de estos parámetros adquiridos durante la infancia.

Hoy en día, es indiscutible que, salvo excepciones la alimentación del niño está lejos de corresponder a su buen mantenimiento físico, pues el predominio de la obesidad infantil en los países occidentales muestra

---

42. Por esta razón, una futura madre que se convierte en madre que amamanta debe seguir cuidando mucho su alimentación y velando por la calidad y el equilibrio de sus aportaciones nutritivas, controlando en particular su consumo (en exceso o déficit) de grasas saturadas.
43. *Obesity Reviews*, G. Ailhaud, P. Guenest.

una fulgurante tendencia al alza. El 24 % de los escolares sufren de gordura «avanzada» o presentan una inquietante sobrecarga ponderal. En Estados Unidos, la obesidad se ha triplicado en las cuatro últimas décadas, hasta afectar a uno de cada seis niños, el 70 % de los cuales tienen muchas probabilidades de seguir siendo obesos de adultos. El paso de la alimentación tradicional, rica en cereales y pobre en grasas, a una alimentación rica en grasas es uno de los factores predominantes de la obesidad y de sus graves consecuencias, como, por ejemplo, las enfermedades cardiovasculares.

La obesidad ya no es un problema individual; se ha convertido en una preocupación mundial, ya que, al parecer, más de 1.500 millones de personas sufren de sobrepeso «excesivo». Otras estadísticas indican que el porcentaje de personas afectadas por este problema va en aumento en los ambientes menos acomodados. El vínculo pobreza/obesidad resulta innegable, ya que los costes de una alimentación sana son indiscutiblemente más elevados que los de una alimentación rica en productos muy energéticos, como las grasas y las harinas.

El refrán que perpetúa el consejo de «Desayunar como un rey, almorzar como un príncipe y cenar como un pobre» debería ser arrojado a las mazmorras. En efecto, ¿qué sabemos de la alimentación de dicho rey y de dicho príncipe? Tal vez es excesiva, con carencias, desequilibrada o por completo errónea. En cuanto a la del pobre, es muy probable que se componga mayoritariamente de alimentos pesados, que «llenen», poco nutritivos, que calmen su hambre del momento, pero no forzosamente la de sus células, ansiosas de una aportación alimenticia vivificante.

EDUCACIÓN NUTRICIONAL DEL NIÑO

Para fomentar un desarrollo integral, hay que enseñar al niño algunos preceptos de comportamiento para que pueda aplicarlos con conocimiento y conciencia desde su más tierna edad. Uno de ellos, y no de los menos importantes, se refiere a la educación nutricional, campeona de la lucha contra los kilos superfluos. Veamos un resumen, que no sólo trata de la alimentación, sino también de ciertas costumbres que hay que revisar:

• Evitar dar leche de origen animal (sobre todo de vaca) al bebé, lo que podría ser una de las principales causas de la obesidad. La leche materna es la única sustancia nutritiva que debería recibir un recién nacido, al menos durante sus tres primeros meses de vida.
• Evitar acostumbrarlo al biberón durante demasiado tiempo, sobre todo si el contenido es denso, ya que se habituará a tragar el alimento sin que se efectúe un mínimo de salivación. Muy pronto, el funcionamiento de su frágil sistema digestivo resultará contrariado y posiblemente deteriorado si no se corrige enseguida este mal hábito. Sólo la leche materna puede asimilarse tal cual, ya que su composición está perfectamente adaptada a cada etapa digestiva del bebé.
• Evitar darle productos industriales como los potitos para bebé u otros tipos de preparados culinarios dirigidos a los niños de los que se desconozca la composición exacta y el nivel de sal, azúcar, etc. Utilice estos productos sólo en caso de necesidad (viajes, etc.) y

escójalos de origen biológico. Nada sustituye los alimentos frescos y sus propiedades vitales, más aún para un niño en pleno crecimiento.

• No acostumbrar al bebé, y luego al niño pequeño, a llevar sin cesar un chupete en la boca, ya que ello le condiciona para más adelante. Este reflejo automático de masticar le atraerá con mayor facilidad hacia la comida, lo que puede llevarle a comer de forma inconsciente. Además, sus dientes pueden adoptar la forma del chupete de modo que su mandíbula se parezca a la de un… ¡conejito!

• Enseñarle a masticar en cuanto empiece a alimentarse con cuchara. Actuar de modo que, para él, comer y masticar se asocien y vinculen entre sí de forma definitiva. Masticar constituye una aptitud primordial y vital que un niño debe integrar en sus hábitos alimentarios para mantener una buena salud.

• Educarlo para que se nutra de alimentos variados a fin de que su gusto no se «estanque» ni le lleve a comer de forma casi exclusiva ciertos tipos de alimentos (no siempre favorables para él).

• Hacer que el niño tome lo más posible las comidas en familia. Las comidas de los comedores escolares, con frecuencia demasiado grasas o poco equilibradas, no siempre se adaptan a las necesidades nutritivas reales del niño y, además, es muy difícil verificar la calidad de los ingredientes que las componen. Según unos estudios canadienses,[44] las comidas familiares prevendrían el exceso de peso en los niños al evitar las

---

44. Paul Veugelers, de la Universidad de Alberta, y Angela Fitzgerald, de la Universidad de Dalhousie, en Nueva Escocia.

distracciones que pueden llevarles a comer cuando ya no tienen hambre. Por supuesto, ello resulta válido si las comidas se toman delante de una televisión... ¡apagada! Por lo tanto, no hay que desviar la atención del niño del contenido de su plato para que pueda tomar conciencia muy pronto de que comer es a la vez una necesidad de salud y un placer que hay que saborear con cada bocado. Así, al crecer, dará al acto de alimentarse toda la trascendencia que le corresponde y que posiblemente mantendrá a lo largo de toda su vida.

• No familiarizarlo con el sabor dulce, que buscará de forma asidua. Evitar darle una golosina para consolarlo, ya que repetirá este esquema cada vez que esté triste. También conviene alejarlo de los quioscos de venta de helados y otras chucherías, llenos de grasas hidrogenadas[45] y de falsos azúcares,[46] que se encuentran instalados a la entrada de los parques infantiles y que atraen a una clientela compuesta mayoritariamente por niños.

• Durante las compras de alimentos, no se detenga ante las estanterías tentadoras de todo tipo (zumos, galletas, caramelos, etc.). Siga adelante y no se deje enternecer por la insistencia de su hijo, que ignora (hasta que usted se lo explique) los inconvenientes y consecuencias que puede suponer para él el consumo de estos «alimentos-truco» desvitalizados.

• No permita que se quede embobado ante los expositores de golosinas y materias llenas de múltiples aditivos y colorantes sintéticos, situados expresamente junto a las cajas de las tiendas de alimentación para

---

45. Véase página 214.
46. Véase página 127.

cautivar a los glotones ingenuos. Habituar al niño al azúcar equivale a encaminarlo hacia unos problemas de salud de los que el sobrepeso es sólo una muestra. No obstante, un pastel u otras golosinas pueden permitirse de forma excepcional en ocasiones específicas, como cumpleaños, fiestas navideñas, etc.

• No gratificarlo con un alimento-recompensa a cambio de un deber cumplido o de buenas notas, ya que puede quedarse «enganchado» a este tipo de «trueque».

• No llenarle el plato de alimentos. Servirle porción a porción. El niño tiene que decidir por sí mismo si desea comer más.

• No forzarle a acabarse el contenido del plato, ya que al verse obligado a continuar comiendo cuando está saciado, el niño se vuelve insensible a la señal de saciedad enviada por el cerebro, señal que cumple una función muy importante en el mantenimiento del peso.

• No felicitarlo cuando coma, pues en tal caso más adelante relacionará comer con «punto a favor», lo que invariablemente le llevará a la gordura. Por lo tanto, ni recompensa ni comentarios al respecto, ya que comer no es una competición ni un juego y nadie recibe medallas o clasificaciones al final de una comida (¡al menos así debería ser!).

• Excluir el picoteo entre las comidas. En caso de verdadera hambre ofrézcale fruta, frutos secos (en pequeñas cantidades, ya que son alimentos bastante grasos), hortalizas…

• No «excitar» su glotonería dejando a su alcance patatas fritas, grasientas y demasiado saladas,[47] galletas

---

47. Con sal refinada. Véase página 126.

con aditivos, golosinas edulcoradas químicamente ni sucedáneos de alimentos vacíos de todo elemento nutritivo. Evite tener este tipo de falsa comida en casa. Un buen truco es dejar a su alcance alimentos frescos y esconder o, mejor aún, no comprar, «ten-tempiés» industriales.

• Concienciarle de los beneficios que recibe su organismo a través de los alimentos (de calidad) que consume. Explicarle muy pronto lo que implica el acto de alimentarse para proteger su salud, garantía de vida sana y fértil.

• Si manifiesta objeciones para comer, no alabar al vecino o a los hermanos que (por así decirlo) comen de todo sin rechistar, ni decir que él debe hacer lo mismo. Respetar sus gustos alimenticios si le son beneficiosos.

• No darle de beber leche, zumos de frutas industriales ni bebidas gaseosas artificiales sin valor nutritivo, sino agua fresca, a ser posible de mineralización débil, o un zumo de fruta fresco.

Para conservar todas sus propiedades vitamínicas, el zumo de fruta exprimido debe beberse enseguida a fin de evitar su oxidación y aprovechar sus propiedades vitamínicas.

Un zumo de fruta fresco es más rico en azúcar (natural) que la propia fruta, por lo que es preferible habituar al niño a consumir la fruta entera, dado que su fibra será muy beneficiosa para su tránsito intestinal.

• Prepararle un pequeño tentempié de fruta fresca o frutos secos para llevar al colegio. No esperarle a la salida de la escuela o al regreso a casa con dulces, bollería u otros alimentos artificiales, sino con alimentos «auténticos», que le alimentarán sin reducir su capital de salud.

• Evitar las salsas, la mahonesa, el ketchup, el queso rallado...

• Nada de chicle en la boca, ya que excita y luego frustra los jugos gástricos y el sistema digestivo.

• Limitar el uso del cochecito cuando el niño es capaz de caminar. En caso contrario, como sus piernas no han trabajado lo suficiente desde su más tierna edad, podría ser que esta falta de costumbre de andar le llevase a un lamentable sedentarismo y le inclinase a instalarse ante una pantalla de televisión o de videojuegos en lugar de a estirar las piernas mediante un paseo. A este respecto, conviene acordar con él unos horarios de televisión que el niño deberá respetar para reducir los periodos de estancamiento muscular.

• Incitarle a hacer ejercicio físico y, si se opone, explicarle todas las ventajas que obtendrá de él. Iniciarle[48] en los beneficios y el interés saludable esencial de mover el cuerpo[49] durante al menos una hora al día. Caminar, correr, ir en bicicleta y subir por la escalera en lugar de tomar el ascensor fortalecerán su hábito de moverse.

En lo que respecta a estas dos últimas recomendaciones, convendría añadir que, según un estudio realizado en Nueva Zelanda, los niños que dedican más de dos horas diarias a ver la televisión o a jugar con vi-

---

48. A ser posible con el ejemplo.
49. Por supuesto, siempre que no existan problemas físicos que impidan todo movimiento.

deojuegos tienen grandes posibilidades de padecer males muy serios cuando hayan alcanzado la edad de 26 años. En efecto, el resultado de los diversos análisis al respecto ha demostrado que la capacidad respiratoria de estos niños es más débil, que el tabaquismo es más frecuente entre ellos y que su nivel de colesterol es más elevado. Estas actividades de ocio, fuente de sedentarismo, resultan perjudiciales y comprometen la salud de los jóvenes adultos. Esta pasividad corporal daría origen al 17 % del sobrepeso y el tabaquismo y al 15 % de la hipercolesterolemia y el deterioro de la forma física.

Por otra parte, la educación nutricional debería incluirse en la lista de las principales asignaturas que se estudian en los colegios e institutos, con la finalidad de que el niño dispusiera lo antes posible de una información precisa y definida sobre lo que significa y conlleva el hecho de alimentarse. Unos trabajos prácticos escolares de nutrición[50] le incitarían a tomar conciencia de que alimentarse bien consiste, sobre todo, en proporcionar al organismo los elementos de calidad necesarios para su mantenimiento, y, por consiguiente, para el del cerebro. La importancia de la preservación del estado de salud para disfrutar de una vida fértil sería la base de esta enseñanza, el placer de vivir derivado del bienestar experimentado cuando cuerpo y mente responden de forma armoniosa a lo que se les exige.

---

50. Relativos al conocimiento de los alimentos, la preparación de las comidas, la enseñanza de la masticación, el funcionamiento del sistema digestivo, etc.

Educación nutricional de los padres/educadores

Una capa de cosas no dichas recubre con frecuencia las lagunas nutricionales de las personas que se ocupan de la educación de los niños, tanto si se trata de los padres como de los educadores o de cualquier otra persona que se encuentre en estrecha relación con su desarrollo. Para remediar esta grave deficiencia, bastaría establecer unas clases de nutrición, a ser posible gratuitas, para incitar a todas aquellas personas que tengan niños a su cargo a formarse en este campo con el fin de ejercer plenamente sus funciones de educadores. De nada sirve tener la cabeza atiborrada de materias intelectuales, la mayoría de las cuales tal vez se vuelvan obsoletas con el paso del tiempo, si el organismo cae enfermo por no recibir su lote de materias primas nutritivas adaptadas a sus necesidades vitales, materias necesarias para conformar a un ser humano en toda la fuerza de su poder y con una mente despejada.

La actitud de los padres/educadores

El sobrepeso, sobre todo en el niño, puede deberse también a una forma de protección por parte de unos padres que ignoran las reglas más sencillas de higiene alimentaria, que hinchan a sus hijos de alimentos inadecuados creyendo darles lo mejor. O, al contrario, puede poner de manifiesto un «abandono alimentario» con respecto al niño, lo que le incita a comer según sus deseos sin disciplina alguna. Estos dos extremos producen a la larga los mismos efectos perniciosos. Así pues, la actitud nutricional debería empezar manifestándose en los padres/educadores deseosos de evitar a los jóvenes seres humanos que están a su cargo los sinsabores y perjuicios que conlleva invariablemente un sobrepeso en auge.

Por otro lado, las palabras, las frases y las actitudes que tienen los «mayores» para con los niños pueden tener[51] también consecuencias desconocidas. Para prevenir todo achicamiento, autoencerramiento mental, trauma, rencor o frustración por su parte, resulta prudente actuar con el máximo respeto y benevolencia hacia estos seres frágiles y confiados guiados por nosotros.[52] Algunas iniciativas comportamentales pueden ayudar a adaptar al niño al descubrimiento de una vida divertida:

— felicitar al niño por sus logros más que por su apariencia;
— desdramatizar su miedo a engordar, explicarle que sus «redondeces» se deben simplemente a su crecimiento y que las perderá pronto si evita los falsos alimentos, si mastica y si mueve el cuerpo;
— adoptar una actitud sana, alegre y equilibrada para hablar del cuerpo y la alimentación;
— no estresarlo en caso de sobrepeso imponiéndole el incordio de la báscula. Este sobrepeso no debe-

---

51. En realidad, tienen.
52. Esto es válido en lo que respecta a todo el mundo, claro está, pero más aún cuando se trata de niños…

ría manifestarse si se tienen en cuenta nuestras sugerencias;

— hablar abiertamente con el niño de sus temores acerca de sus cambios corporales;

— darle buen ejemplo adoptando nosotros mismos unos hábitos alimentarios saludables;

— evitar la prohibición sin razón. Favorecer la moderación;

— dejar que decida sobre las cantidades de alimentos que desea comer (salvo que se hallen muy por encima o por debajo de «la media»);

— no utilizar los alimentos para hacer chantaje;

— no transmitirle nuestras preocupaciones personales...

Habría que añadir muchos más consejos, pero, como no quiero estropearle la lectura, me abstendré de proseguir con esta lista de prevención nutricional, ¡que ya es bastante larga!

En resumen, podemos afirmar que la lucha contra la obesidad comienza desde los primeros vagidos del recién nacido (e incluso antes, como hemos indicado anteriormente).

La enseñanza de las normas nutricionales básicas dirigidas hacia un niño debe ser objeto de un atento seguimiento, para que su aprendizaje pueda servirle de «automatismo consciente».

El porqué de estas normas, a fin de garantizarle (dentro de lo posible) una buena salud, se le explicará antes con claridad, pues la comprensión es uno de los motores de aplicación. Y, como el ejemplo es mucho más edificante que las palabras, ¡todos vamos a contribuir!

El método abanico

Ahora entraremos con plena conciencia en el método abanico, que a lo largo de su desarrollo le permitirá integrar la globalidad de su ejecución.

Este método se introduce en una vía que presenta un estudio en profundidad para recuperar y preservar una salud física y mental en su mejor nivel, con el objetivo primordial de ser uno mismo y sentirse bien.

Comencemos por el estado físico. Recuperar y mantener un peso ideal no es una aspiración imposible, aunque es cierto que requiere una gran parte de voluntad y perseverancia. La pérdida de peso debe ser gradual para permitir que el organismo se adapte a los nuevos hábitos alimentarios, ya que perder peso no significa forzosamente comer mucho menos, sino más bien alimentarse mucho mejor. El objetivo fijado tiene que ser realista y basarse en unas normas personales y no generales, lo que podría ser fuente de frustraciones y de renuncia. Hay que hacerse a la idea, desde el primer momento, de que una dieta que regule y estabilice el peso tendrá que seguirse no sólo durante varios días o semanas, sino durante toda una vida. Por consiguiente, desde el comienzo habrá que hacer acopio de paciencia. De 500 g a I kg[53] por semana representan una «cantidad» razonable de pérdida de peso para evitar cualquier reacción de debilidad y hambre, cosa que retrasaría el progreso de la acción emprendida y podría poner en peligro el objetivo que se desea alcanzar. También hay que tener en

---

53. Unos 13 kg en 6 meses como mínimo.

cuenta que la pérdida de peso no acostumbra a ser lineal y que en ningún caso hay que desmoralizarse, pues las oscilaciones son por completo naturales.

Para alcanzar el objetivo deseado, vamos a fusionar dos procesos que ejercen una influencia favorable en la asimilación de la materia nutritiva: la cronobiología y la alimentación según los grupos sanguíneos.

CADA BOCADO A SU TIEMPO

La cronobiología, del griego *chronos,* que significa «tiempo», y *biología,* que significa «ciencia de la vida», existe desde que existe el hombre. Plinio el Viejo (23-79 d. de C.), escritor latino y naturalista del siglo I, autor de una *Historia natural* de 37 volúmenes, había observado ya que los animales actuaban según unos ciclos de reproducción que les eran propios. En el transcurso de los siglos, el descubrimiento de los ritmos circadianos, ciclos de unas 25 horas, a los que todos nos hemos sometido, ha permitido conocer un poco mejor el funcionamiento de nuestro organismo.

Todo es dirigido por unos ritmos, algunos de los cuales nos son familiares, como los que se refieren a las funciones biológicas. En efecto, ya sean respiratorias, digestivas, metabólicas, nerviosas, endrocrinas o renales, estas funciones reaccionan de acuerdo con las horas del día y de la noche, las fases de la Luna, la alternancia de los estados de vigilia y sueño, etc. La temperatura interna y las secreciones corporales acusan también los efectos de estas manifestaciones biológicas periódicas, así como los cambios de estación, la floración, la fructifica-

104

ción… En realidad, el ser humano está inmerso en un océano de ritmos y ciclos. Recorrido sin cesar por un extenso espectro de múltiples vibraciones y pulsaciones, tiene que afinar constantemente su complejo y sofisticado sistema orgánico. Los últimos estudios en este campo han permitido confirmar la fluctuación de estos ritmos en el transcurso de una jornada de 24 horas[54] y constatar que no solamente responden a una auténtica programación celular, sino que, además, forman parte intrínseca de la vida al integrarse en nuestra existencia. Así pues, el ser humano es un microcosmos que evoluciona en un universo de fenómenos del que puede sacar provecho si conoce sus «mecanismos».

Entre las investigaciones más avanzadas se halla el estudio de la influencia de la cronobiología en la célula humana. De forma general, se ha comprobado que su funcionamiento genera un metabolismo energético de día seguido de una multiplicación celular de noche, y luego de una renovación de los componentes necesarios para el mantenimiento orgánico. Estas actividades se traducen en tres fases bien determinadas del trabajo celular, que consiste en fabricar por la mañana, construir por la tarde y reclamar a continuación una aportación de nutrientes para compensar los gastos energéticos aplicados al mantenimiento saludable del organismo.

El hipotálamo,[55] glándula situada en la base del cerebro, es el regulador de los distintos relojes biológicos internos.

---

54. Ejemplo: ciertos resultados de análisis biológicos, como el de sangre, pueden variar según el momento en que se realicen.
55. Desempeña una función esencial en el mantenimiento del equilibrio hormonal y presenta una gran sensibilidad al estrés.

Los cronoplatos

Dado que las secreciones enzimáticas y hormonales del organismo humano responden a los estímulos día/noche, calor/frío, hambre/saciedad..., es posible detectar los momentos propicios correspondientes a los tipos de alimentos que conviene consumir. En el contexto de la cronobiología, se consideran tres comidas diarias más dos tentempiés en función de la actividad determinada por estas secreciones (cronoplatos)[56].

El desayuno

Durante la noche, el organismo agota sus reservas de energía, y al despertar sufre una falta de azúcar. Por la mañana, la producción de insulina está en su apogeo y el organismo necesita un desayuno rico en glúcidos complejos[57] o azúcares lentos para mantener el nivel de glucemia.[58]

La comida

La comida del mediodía es adecuada para el consumo de proteínas, gracias a la plena actividad de las enzimas proteolíticas que facilitan su asimilación.

---

56. Contenido de los platos según la cronobiología.
57. Azúcares que se digieren y asimilan despacio, como el pan, el arroz, la soja...
58. Nivel de azúcar en la sangre.

La merienda

Un pico de insulina durante la tarde permite un consumo de glúcidos simples[59] o azúcares rápidos que evitan utilizar proteínas para compensar la fatiga debida al funcionamiento de los órganos.

La cena

La comida de la noche debe ser ligera, porque, como las secreciones digestivas y el metabolismo trabajan con lentitud, la asimilación de los alimentos es menos rápida. El pescado, a ser posible graso, es una buena proteína para consumir en la cena.

El tentempié antes de acostarse

Se aconsejan una pieza de fruta o una infusión ligeramente azucarada.

Comentario

La alimentación según la cronobiología no toma en consideración las «alergias clandestinas» que producen algunos alimentos durante la «incorporación» de sus nutrientes al organismo. A tal efecto, y a fin de

---

59. Azúcares que se digieren y asimilan de forma rápida: fruta fresca, alimentos dulces, productos derivados de harina refinada, féculas sin fibra...

obtener una nutrición específica, la asociaremos con la alimentación según los grupos sanguíneos.

CADA GRUPO TIENE SUS ALIMENTOS

Marcados por unas características que les son propias, los cuatro tipos de grupos sanguíneos (O, A, B y AB) reaccionan de forma particular en caso de transfusión sanguínea, de ataque bacteriano y también de un consumo de alimentos. El resultado es que, aunque la variedad alimentaria tiene una gran importancia nutricional, no es adecuado el consumo de toda variedad según el grupo sanguíneo. En efecto, el dr. Peter J. d'Adamo, naturópata norteamericano, ha demostrado que las lectinas[60] contenidas en los alimentos, tanto vegetales como animales, ejercen una influencia específica en los grupos sanguíneos. La acción de estas lectinas hace que un alimento que es beneficioso para un grupo sanguíneo pueda ser nocivo para otro. La compatibilidad o la incompatibilidad sangre/alimento podría compararse, salvando las distancias, con una minitransfusión sanguínea, con las consecuencias que ello puede acarrear a corto y largo plazo.

En lo que respecta a la sobrecarga ponderal, se ha demostrado que la obesidad[61] provoca un desarreglo

---

60. Proteínas contenidas en ciertos alimentos vegetales y animales que provocan una reacción de aglutinación, la cual desencadena a su vez un proceso de defensa del organismo.
61. G. Ponzio, A. Debant, J. O. Contreres y B. Rossi en *Cell Signal*, 1990, 2(4), páginas 377-386. Dr. Peter J. d'Adamo.

hormonal que acaba modificando la ecuación metabólica y se traduce en una resistencia a la insulina. Entonces el organismo debe producir cantidades crecientes de esta sustancia, cuyo nivel le resulta difícil de regular en lo sucesivo. Este fenómeno bloquea el metabolismo y los mecanismos que permiten quemar los lípidos utilizados como carburante y almacena el exceso de azúcares en forma de grasas corporales en detrimento de los demás tejidos.

El origen de una resistencia a la insulina se halla en un consumo excesivo de alimentos ricos en lectinas nocivas para el grupo sanguíneo. Algunas de estas lectinas actúan de forma similar a la insulina, indicando a los adipocitos que dejen de quemar las grasas y que almacenen el excedente calórico en forma de grasa corporal. De ello se deduce que el abuso de alimentos que incluyen lectinas nocivas para el grupo sanguíneo se manifiesta con un aumento de la masa grasa, una desaparición del músculo, una retención de agua y edemas.

Ahora bien, cuando los alimentos consumidos son convenientes para el grupo sanguíneo, se observa, al contrario, que la masa muscular aumenta, lo que acelera el metabolismo en reposo y provoca la combustión de los excedentes grasos.

Clasificación de los alimentos

Según estas observaciones, el dr. D'Adamo ha definido tres categorías principales de alimentos en función de las reacciones que provocan en cada grupo sanguíneo. Distingue entre:

1. Alimentos muy beneficiosos o beneficiosos, cuando actúan como un «medicamento» o cuando algunos de sus componentes son favorables para la actividad metabólica, el sistema inmunitario y el estado general.

2. Alimentos neutros, cuando no tienen ningún efecto directo en el organismo pero le aportan nutrientes necesarios.

3. Alimentos perjudiciales, cuando algunos de sus componentes son nocivos para el organismo.

Tras seleccionar los aspectos más activos de estos dos procesos alimentarios, le propongo un nuevo concepto nutricional que se desarrollará bajo la denominación de la «Cura 4Sincro».

¿Por qué este nombre de «Cura 4Sincro»?

Los elementos que conforman esta denominación se dinamizan mutuamente y se explican de la forma siguiente:

— Cura procede del latín *cura,* que significa «cuidado, tratamiento». Se trata de cuidar de uno mismo y de tratar un sobrepeso;
— 4, por los 4 grupos sanguíneos;
— Sincro, pues esta cura está sincronizada, por un lado, con la alimentación según la cronobiología, y, por otro, con la alimentación según los grupos sanguíneos.

Puede perderse

todo

salvo la cabeza.

Intervalo[62] de preparación

62. En este caso, se trata de un espacio-tiempo entre un comportamiento alimentario adquirido y uno por adquirir.

Cambiar de hábitos requiere reflexión, aceptación y puesta en práctica. Por ello, antes de lanzarse a la aplicación de la Cura 4Sincro, es conveniente que la estudie con atención, que asimile su contenido y que reúna la información relativa a su grupo sanguíneo (y a los de los miembros de su familia dispuestos a vivir la experiencia), a fin de crear un «informe» de uso práctico para conseguir una pérdida de kilos seguida de una estabilización duradera de peso. A continuación, el «trabajo» debe planificarse meticulosamente, aceptarse a conciencia y ser realizado de forma agradable por un organismo preparado para unas nuevas normas alimentarias, habiendo establecido previamente cuerpo y mente un acuerdo global para alcanzar el objetivo perseguido. Por lo tanto, nada de precipitación. La primera digestión de la Cura 4Sincro pasa por la cabeza; el cuerpo tomará el relevo cuando «sepa» lo que espera de él.

Para quienes deseen «ir más lejos», aconsejo predisponer a las células para el cambio dirigiéndose directamente a ellas, a través del pensamiento o en voz alta, para advertirlas de nuestra decisión de emprender una forma distinta de alimentarlas y solicitar su consentimiento de participación en un proceso nutricional inhabitual.

Este «anuncio preventivo» permitirá que sus células no se estresen. Dotadas de una inteligencia grupal, probablemente aceptarán contribuir juntas a esta experiencia, organizando las operaciones apropiadas para favorecer las modificaciones secretoras[63] requeri-

---

63. Hormonales, enzimáticas…

das y fomentando las diversas reacciones orgánicas necesarias para la buena marcha de la nueva cura nutritiva propuesta. El acuerdo cuerpo-mente facilitará la reestructuración de la silueta y la mejora del estado de salud del solicitante,[64] beneficiándose estos dos protagonistas de una sinergia vivificante que le hará disfrutar de una cura eficaz por estar «domesticada». Sin esta «petición celular», la pérdida de peso puede resultar más laboriosa.

Seguir la Cura 4Sincro después de «prepararla» a conciencia es la garantía de obtener los resultados esperados… ¡con suavidad y seguridad!

---

64. En este caso, usted.

La Cura 4Sincro

Síntesis de la Cura 4Sincro

La Cura 4Sincro, que aparece estructurada en tres fases bien determinadas, se presenta de la siguiente manera:

La Cura 4Sincro-1
Fase 1. Pérdida de peso.

La Cura 4Sincro-2
Fase 2. Regulación de peso.

La Cura 4Sincro-3
Fase 3. Estabilización de peso.

Estas tres fases básicas son aplicables a los cuatro grupos sanguíneos: O, A, B y AB.

Más adelante presentaremos unas tablas detalladas en las que se indican listas de alimentos compatibles con cada grupo, así como las respectivas raciones que hay que consumir.

No dude en consultar dichas listas con la frecuencia que sea necesaria.

La Cura 4Sincro-1

Esta primera fase tendrá una duración de 40 días como máximo.

No obstante, si consigue perder los kilos deseados antes de este periodo, puede pasar directamente a la fase 2 de la Cura 4Sincro.

Comidas principales

1. Desayuno:
1 glúcido + 1 proteína + 1 lípido.

2. Comida:
1 proteína + 1 lípido + verduras.

3. Cena:
1 proteína + 1 lípido + verduras.

Tentempiés

1. Merienda:
fruta fresca, semillas oleaginosas.

2. Antes de acostarse:
fruta o infusión ligeramente azucarada.

Proteínas y lípidos

Para facilitar la designación de los 2 tipos de prótidos (proteínas) y de lípidos (grasas), animales y vegetales, los indicaremos de la forma siguiente a lo largo de esta obra:

— prótido A = prótido animal;
— prótido V = prótido vegetal;
— lípido A = lípido animal;
— lípido V = lípido vegetal.

I. Aplicación de la fase I de la Cura 4Sincro

Comienzo del día

Las primeras manifestaciones del «regreso a la vida» tras una noche de sueño deben cuidarse de forma especial. Utilícelas[65] para llenarse de vigor y buen humor con el fin de llevar a cabo del mejor modo posible las tareas que le esperan:

• Al despertar, permanezca unos segundos (o minutos) embotado en una sensación de bienestar, como dentro de un capullo. Ningún pensamiento debe perturbar este momento único. Sólo existe el presente. Saboree el placer de estar «ahí»... ¡sin más! Tome poco a poco conciencia de su cuerpo, de los latidos de su corazón, del flujo de su respiración, del dulce calor de su piel.

• Luego sonría a este nuevo día mientras se estira. Sienta cómo recuperan movimiento sus músculos y articulaciones.

• A continuación, efectúe varias respiraciones profundas. Visualice el sol, aspire su luz, su fuerza y su ardor, que usted expandirá por todo su organismo cuando espire y que le acompañarán en todo momento. Los estiramientos y las respiraciones profundas pueden y deben utilizarse tantas veces como sea necesario.

• Un ligero masaje ventral, en el sentido de las agujas del reloj, activará el sistema digestivo. Ya está listo

---

65. Se aplicarán en todas las fases.

para «consumir» las próximas horas en las mejores condiciones, una de las cuales será la de la atención que dedicará a su alimentación. Unos ejercicios de flexibilización al levantarse: cuello, hombros, caderas, rodillas... le ayudarán a entrar en este nuevo día que le pertenece.
• En el transcurso de la jornada, mantenga una expresión serena y alegre. No albergue ningún pensamiento negativo. Niéguese a vivir en la tristeza. Muestre la cara oculta de su poder de felicidad. Crea en él, hasta que forme parte integrante de usted mismo. Cultive la sonrisa, que le ayudará a relativizar y a soportar muchas cosas, y tal vez... ¡contagiará a su entorno!

I. Predesayuno

Dos gestos[66] se recomiendan de modo particular antes de empezar a desayunar:

a) Al levantarse, antes de beber o comer, límpiese la lengua con el borde de una cucharilla,[67] lo que evitará la acumulación de bacterias en la boca, en parte responsables de mal aliento y de caries. También puede limpiarse la lengua antes de acostarse (y tantas veces como desee).
b) Beba un vaso de agua caliente, a la que habrá añadido a ser posible el zumo de medio limón. Este líquido desprenderá las mucosidades acumuladas durante la noche en los intestinos, lo que facilitará la absorción de los nutrientes.

---

66. Se aplicarán en todas las fases.
67. Existe un aparato estudiado específicamente para este gesto.

Nota importante. Todos los componentes de todas las comidas y tentempiés deberán escogerse en función de los alimentos y raciones recomendados según su grupo sanguíneo, indicados más adelante en unas tablas al efecto.

2. Desayuno

Los alimentos que van a constituir esta primera comida tienen que elegirse de forma específica, dado que representan la base nutritiva de la jornada. En efecto, numerosos estudios han demostrado que las personas que toman un desayuno ligero o que no desayunan comen más durante la comida del mediodía y se sienten más atraídas por alimentos muy energéticos, como las grasas y los azúcares.

La actitud para perder peso implica una atención particular a la calidad y cantidad de esta comida, que estará compuesta de la forma que se indican a continuación:

a) I glúcido complejo
A elegir. La cantidad dependerá de su hambre del momento.[68] Si consume pan,[69] 40 g es una cantidad razonable.

_____

68. Si lo desea, puede añadir unas verduras para hacer del desayuno una comida más consistente.
69. Si escoge el pan como glúcido, debe responder a 4 «requisitos»: contener un solo tipo de harina compatible con su grupo sanguíneo, ser biológico si es integral (los pesticidas se acumulan en la capa externa) y fermentado con levadura natural (no con levadura química, que acidifica mucho el organismo).

b) I prótido A o V
Huevo[70] o queso o prótido V.
c) I lípido A o V
I0 g de mantequilla o una cucharadita de aceite de oliva crudo.[71]
d) Bebida caliente
Sin azúcar[72] ni leche.

3. Comida

Esta comida será más o menos abundante según la actividad. Estará compuesta de:

a) I prótido A o V
Carne magra, a ser posible, o ave o prótido V.
b) I lípido
I cucharadita de aceite de oliva crudo a la que se añadirá el zumo de un limón[73] y finas hierbas como aliño.
c) Verduras
Crudas y cocidas. A voluntad.
d) Ningún postre
e) Bebida
Se evitará durante la comida.

---

70. Huevo biológico. I solo cada vez (mejor escalfado o pasado por agua). Nota. I huevo consumido por la mañana disminuye (o al menos no acentúa) el nivel de colesterol «malo» LDL, mientras que I huevo consumido por la noche no lo aumenta.
71. También puede mezclar mantequilla y aceite consumiendo la mitad de cada una de las cantidades indicadas.
72. Ningún tipo de azúcar rápido por la mañana, sólo un azúcar lento. Nada de mermelada, miel u otros dulces. A propósito de miel, conviene consumirla sola o con una infusión lejos de las comidas.
73. Evitar todo tipo de vinagres.

Nota. Tal vez le sea difícil al principio de la Cura 4Sincro-1 no comer glúcidos en el desayuno. Para conseguirlo, disminuya poco a poco la cantidad de glúcidos que acostumbra a consumir y luego elimínelos hasta perder los kilos que desee (sin superar 40 días). Pero si no puede evitar comer un glúcido, procure que su ración sea mínima, bien masticada y beneficiosa. Podría ser que en tal caso la pérdida de peso tardase más en conseguirse, pero mantenga la calma, no es cuestión de estresarse, pues ello iría en contra del objetivo perseguido. Por otra parte, puede poner en práctica algunas de las sugerencias indicadas en la fase 2 con el título de «Consolidación de la regulación de peso».[74]

4. Merienda

I pieza de fruta o un puñadito de semillas oleaginosas o 20 g de chocolate negro o de 30 a 40 g de «chocolate» de algarroba.

5. Cena

Esta comida será más ligera que el almuerzo. Se tomará 2 o 3 horas antes de acostarse. Estará compuesta de:

a) I prótido A o V
Pescado azul, a ser posible, o ave o prótido V.
b) I lípido

---

74. Véase página 135.

I cucharadita de aceite de oliva crudo a la que se añadirá el zumo de un limón y finas hierbas como aliño.
c) Verduras
Crudas y cocidas. A voluntad.
d) Ningún postre
e) Bebida
Se evitará durante la comida.

6. Tentempié antes de acostarse

I pieza de fruta o una infusión ligeramente azucarada.

Los tipos de glúcidos, prótidos A y V, lípidos A y V, verduras, bebidas, etc., así como las cantidades a consumir, se precisan e indican más adelante, en las tablas correspondientes a cada grupo sanguíneo.

Precisiones sobre las características nutritivas de ciertos alimentos básicos

La *sal*, imprescindible para el buen funcionamiento de las células, cumple una función importante en la asimilación nutricional energética y debe utilizarse no refinada, rica en todos sus elementos activos procedentes del agua de mar, entre ellos el magnesio, el bromo, el yodo, el cobre, el fósforo, el sodio, el calcio, etc. La sal privada de sus minerales y oligoelementos mediante refinado es una sal «muerta», que sólo aporta desequilibrios y males de toda clase. Este tipo de sal es el que suele estar presente en casi todos los productos industriales. Hay que pensar que a nuestro consumo «personal» de sal (no refinada) se añade la sal (refinada) de los alimentos industriales, como patatas fritas, pastas, galletas, conservas, embutidos, platos cocinados, salsas de toda clase, refrescos, sopas... La dosis máxima diaria de sal debería oscilar entre 5 y 7 g incluyendo las diversas cantidades de sal contenidas en preparados «fuera de control». Hay que evitar sazonar de forma sistemática los alimentos antes incluso de probarlos. Además, siempre es preferible que la sal se introduzca durante la cocción o al final de ella y no se consuma «en seco». Una cucharadita contiene unos 6 g de sal.

El *azúcar*,[75] alimento natural, también debe ser no refinado para cumplir su función de carburante del cerebro y los músculos. El azúcar de caña integral, el jarabe de arce y la melaza biológica se hallan entre las fuentes azucareras más aptas para paliar las necesidades del organismo en este campo. Pero cuidado, son azúcares simples o rápidos, de los que no hay que abusar, y que deben consumirse a ser posible en la merienda. La mayoría de los productos alimenticios industriales, postres, helados, zumos de fruta, etc., contienen azúcares refinados o edulcorantes, que tam-

---

75. El consumo frecuente de azúcar blanco (sacarosa) es un factor de acidificación (acidosis) del organismo que provoca una degradación de la salud, cuyos síntomas, variados y frecuentes, se manifiestan a través de inflamaciones, irritaciones, fatiga, piel seca, uñas quebradizas, problemas dentales, espasmos musculares, cistitis, etc. El organismo entero sufre por tener que utilizar, de sus reservas de minerales, oligoelementos y vitaminas (sobre todo vitamina C y del grupo B), los elementos necesarios para poder digerir y asimilar este «producto». De esta breve información referida a los perjuicios orgánicos que genera el uso de azúcar blanco, es fácil deducir que no es recomendable utilizarlo en ningún caso.

bién originan muchos problemas orgánicos de todo tipo. Hay que evitar los sustitutos del azúcar como el aspartamo, el ciclamato, la sacarina y otros. La dosis máxima diaria de azúcar de mesa no refinado[76] puede ser de 8 a 10 g, en función de su consumo de productos industriales que ya contienen azúcar[77] (por lo general refinado). Debe evitarse en lo posible consumir azúcar blanco (sacarosa), alimento desvitalizado por su refinado y sin ninguna propiedad nutritiva de calidad. Una cucharadita de azúcar en polvo representa unos 6 g.

El *aceite de oliva* debe ser preferentemente biológico, virgen extra, de primera presión en frío. Puede utilizarse tanto crudo como cocido. Sus numerosas propiedades benéficas, gracias a su contenido de vitamina A, vitamina E y ácidos grasos monoinsaturados, se conservan intactas cuando se consume crudo, pues gran parte de sus vitaminas y otras propiedades se destruyen por encima de 40°. El aceite de oliva facilita la digestión intestinal de las grasas y previene las enfermedades cardiovasculares. Su riqueza en vitamina E hace de él un eficaz antioxidante, y su ácido oleico reduce la arteriosclerosis, disminuye la viscosidad de la sangre y permite evitar las trombosis. Su análisis nutricional por cada 100 g representa un excelente equilibrio entre los 3 tipos de grasas; según el origen del aceite, contiene entre 11 y 21 g de ácidos grasos saturados, de 61 a 81 g

---

76. Cantidad de azúcar «personal» controlable.
77. Hay que evitar al máximo todos los productos alimenticios que contienen azúcares cuya cantidad no se indica.

de ácidos monoinsaturados y de 3 a 15 g de ácidos poliinsaturados. Por otro lado, como este aceite tiene la gran ventaja de ser beneficioso para todos los grupos sanguíneos, se recomienda utilizarlo como base lipídica.

El *chocolate* no es un alimento particularmente básico, pero como su consumo se ha vuelto tan importante me ha parecido útil añadir algunas recomendaciones al respecto. Para ser «comestible», el chocolate debe responder a unas normas nutricionales muy estrictas; veamos algunas: será negro con un porcentaje de cacao que oscile entre el 60 y el 70 % (imprescindible); biológico, pues las habas de cacao suelen tratarse químicamente; la lecitina de soja o de girasol señalará «no modificada genéticamente»; la vainilla indicará «natural», y las grasas hidrogenadas estarán por completo ausentes. Si el chocolate no responde a estas normas básicas, es preferible prescindir de él o considerarlo una golosina excepcional, sobre todo en caso de sobrepeso. Opte por el «chocolate» de algarroba,[78] de sabor parecido y mejor tolerado por las personas con sobrecarga ponderal. La algarroba contiene menos materias grasas y más fibra que el «auténtico» chocolate y por ello se puede consumir en mayor cantidad, entre 40 y 50 g al día. Pero cuidado: hay que leer con atención las etiquetas para elegir productos cuyos componentes sean naturales, poco grasos, poco azucarados y, sobre todo, sobre todo…, sin

---

78. La algarroba es el fruto del algarrobo, gran árbol mediterráneo de hoja perenne. Su vaina comestible de pulpa dulce pulverizada, su color, su aspecto y su sabor son muy semejantes a los del chocolate.

grasas hidrogenadas. La algarroba se presenta también en forma de polvo, sin ningún aditivo, para utilizar de forma deliciosa en pastelería o como bebida caliente en lugar de café o té.

Intervalos alimentarios

Dado que los horarios y distribuciones de las comidas principales y tentempiés contribuyen a mantener un equilibrio nutricional, los momentos de las tomas de alimento recomendados podrían ser los siguientes:

Desayuno	En la hora que sigue al despertar
Comida	Unas 5 horas después del desayuno
Merienda	Unas 5 horas después de la comida
Cena	2 o 3 horas después de la merienda
Tentempié de noche	Poco antes de acostarse

No obstante, estas indicaciones representan sólo un enfoque «general». Su propio reloj nutricional le indicará con mayor precisión los momentos adecuados para comer. Y si desea comer sólo cuando tenga hambre (sin picar), siga su «instinto», pero preste atención a las reacciones de su organismo y de su mente para adaptar del mejor modo posible las ingestiones que requiere su estado general.

Masticar

La masticación, ingrediente insustituible de la Cura 4Sincro, de 30 a 40 veces como mínimo por bocado, favorece la pérdida de peso. Cuanto más se mastica, más deprisa se siente uno satisfecho y menos se come.

Práctica

Es probable que todo esto trastorne su comportamiento alimentario, pero si ha decidido que «sí», que de verdad quiere perder sus kilos superfluos y estabilizar su peso, sería interesante que experimentase durante un tiempo lo bastante largo esta nueva propuesta nutricional para sacar «sus propias» conclusiones y beneficiar a su familia y a su entorno.

II. Aplicación de la fase 2 de la Cura 4Sincro

Una vez conseguida la pérdida de kilos, esta fase está planificada para conformar la regulación del peso.

La fase 2 aporta un cambio que afecta a la comida o almuerzo.

I. Predesayuno

Idéntico al de la fase I.

2. Desayuno

Idéntico al de la fase I.

3. Comida

I prótido + I lípido + verduras crudas y cocidas + I glúcido.
Ningún postre.
Evitar beber.

De forma progresiva se añadirá una pequeña cantidad de glúcido a la fórmula de la fase I. Esta pequeña cantidad debe consumirse durante varios días (3, 4 o más) antes de pasar a una cantidad más importante, que mantendrá asimismo durante varios días, y así sucesivamente, a fin de que su organismo se habitúe con paciencia a recibir más alimentos y pueda encontrar su ritmo para metabolizarlos y no almacenarlos. ¡No meta prisa a sus células, porque será usted quien sufra las consecuencias! Lo repito: ¡tenga paciencia con este «bien»!

4. Merienda

Idéntica a la de la fase I.

5. Cena

Idéntica a la de la fase I: I prótido + I lípido + verduras.
Ningún postre.
Evitar beber.

Sin embargo, si sus necesidades nutricionales reclaman un glúcido en la cena, procure que su ración sea mínima, beneficiosa y bien masticada. Por otro lado, si tiene poca hambre para la cena, consuma unas verduras acompañadas de una pequeña ración de prótido (pescado, carne blanca o proteínas vegetales). Y, si no tiene nada de hambre, puede saltarse la cena.

6. Tentempié antes de acostarse

Idéntico al de la fase I.

PORCENTAJES REGULADORES

Las cantidades de los tres tipos de alimentos de la comida y de la cena deben ajustarse poco a poco a los porcentajes indicados en los gráficos siguientes, hasta que el contenido del plato alcance:

Comida

— 65 % de verduras (V);
— 25 % de prótidos A o V (P);
— 10 % de glúcidos[79] (G).

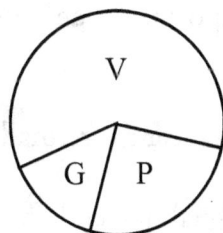

---

79. *a*) Si consume menos glúcido, conviene repartir este porcentaje entre las verduras y el prótido. *b*) Si consume un poco más, reparta, en consecuencia, el porcentaje de los otros 2 alimentos.

Cena

—70 % de verduras (V);
—25 % de prótidos A o V (P);
—5 % de glúcidos[80] (G).

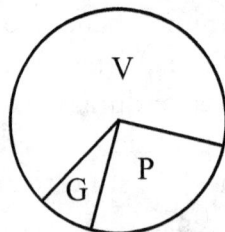

Cantidades diarias de:

Lípidos

a) Igual que lo indicado en la fase I para: desayuno, merienda, comida y cena.
b) Puede cambiar sus fuentes de lípidos[80] conservando las mismas cantidades y respetando los indicados en las tablas correspondientes a su grupo sanguíneo.

Sal no refinada

Igual que en la fase I: de 5 a 7 g, según la cantidad de aportación de sal «no controlada» consumida.

Azúcar no refinado de mesa

Igual que en la fase I: de 8 a 10 g, según el consumo de productos ya azucarados cuyo contenido de azúcar se desconoce.

---

80. Si no consume glúcido por la noche (como debe ser), reparta este porcentaje entre las verduras y el prótido.

Masticar

La masticación participa de forma activa en la pérdida y regulación del peso.

CONSOLIDAR LA REGULACIÓN DEL PESO

Para consolidar la regulación del peso puede incluir en su comportamiento alimentario «revisado» unos nuevos hábitos nutricionales, como por ejemplo:

• Evitar consumir cualquier tipo de azúcares rápidos por la mañana.
• Evitar el consumo de mantequilla, queso, yogur y huevo después del desayuno. Estos alimentos pueden tomarse eventualmente hasta la comida o almuerzo, pero deben suprimirse el resto del día.
• Practicar un día de monodieta[81] una vez por semana.
• Aplicar un día de semiayuno, ayuno o monodieta los días de cambio de Luna.[82]

---

81. Alimentarse de un solo tipo de alimento durante el día. Ejemplo: verduras o una fruta en compota (manzana), a ser posible sin azúcar. Evitar las mezclas de fruta.
82. Recomendación para intensificar la desintoxicación: parece ser que la influencia de la Luna durante estos 2 días del mes activa el proceso de eliminación del hígado y los riñones.
a) Beber un mínimo de 8 o 10 vasos de agua caliente o de agua poco mineralizada a lo largo del día.
b) Comer alimentos que exijan poco esfuerzo del sistema digestivo, como fruta y verdura fresca cruda o cocida.
c) Hacer un breve ayuno alimentario de un día evitando tomar alimentos sólidos de cena a cena.
d) Sobre todo, no descuidar las tomas de agua, que no debe estar ni demasiado fría ni demasiado caliente.

• Mantener (en lo posible) la cena de la Cura 4Sincro-I: I prótido + verduras (crudas y cocidas), lo que excluye los glúcidos, que, como sabemos, se almacenan como grasa por la noche.

• En caso de ligera recuperación de peso, volver a la fórmula comida-cena[83] de la Cura 4Sincro-I, durante el tiempo necesario para perder los pocos kilos de más.

• Cuidar mucho la flora intestinal equilibrándola con probióticos si es necesario. Comprobar a menudo el pH de la orina.

• Hacer un poco de «trampa» con la Cura 4Sincro no obstaculizará la buena marcha del trabajo en curso si no se «reincide» a menudo y se respetan los alimentos compatibles con el grupo sanguíneo.

El paso de la fase 2 de la Cura 4Sincro a la fase 3 depende de los resultados obtenidos. Así pues, es usted quien decide.

III. APLICACIÓN DE LA FASE 3 DE LA CURA 4SINCRO

Ahora abordamos la fase de la estabilización del peso, cuyas líneas generales son las siguientes.

I. Las 3 comidas principales: base idéntica a la fase 2. Sólo se introduce un pequeño cambio en cuanto a la cantidad de lípidos.

2. Los 2 tentempiés: base idéntica a la fase 2. La

---

83. Siempre respetando los alimentos y raciones según el grupo sanguíneo.

cantidad de semillas oleaginosas puede aumentarse con moderación.

3. Los porcentajes de esta fase se modifican ligeramente con respecto a los de la fase 2. Un 5 % de «oscilación» puede aplicarse para el almuerzo o comida en función de las actividades diarias y de la sensibilidad a recuperar o no algo de peso.

PORCENTAJES REGULADORES

Comida

— 60 % de verduras (V);
— 25 % de prótidos A o V (P);
— 15 % de glúcidos[84] (G).

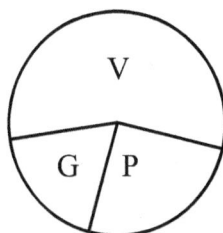

Cena

— 70 % de verduras (V);
— 25 % de prótidos A o V (P),
— 5 % de glúcidos (G).

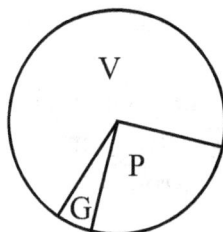

Cantidades diarias de:

---

84. *a*) Si consume menos glúcido, conviene repartir este porcentaje entre las verduras y el prótido. *b*) Si consume un poco más, reparta el porcentaje de los otros 2 alimentos en consecuencia. *c*) Si no consume glúcido por la noche (como debe ser), reparta este porcentaje entre las verduras y el prótido.

Lípidos

Las cantidades diarias recomendadas de lípidos son ligeramente superiores a las de la fase 2.

Desayuno: 15 g de mantequilla o 1 cucharadita de aceite de oliva crudo.

Comida-cena: 1 cucharadita de aceite de oliva crudo en cada comida. También puede cambiar sus fuentes de lípidos conservando las mismas cantidades y respetando los indicados en las tablas correspondientes a su grupo sanguíneo.

Sal no refinada

La cantidad diaria recomendada de sal es idéntica a la de la fase 2.

Azúcar no refinado de mesa

Muy ligeramente superior a la fase 2, si han disminuido sus aportaciones externas de azúcares «no controlados».

Masticar

La masticación forma parte integrante del proceso de estabilización del peso.

CONSOLIDACIÓN DE LA ESTABILIZACIÓN

DE PESO

Siga las recomendaciones indicadas en la fase 2.

La Cura 4Sincro le ha desvelado sus etapas. No es cuestión de obnubilarse para aplicarlas ni de calcular con lupa las menores cantidades a consumir; se trata, ante todo, de que tome conciencia de su «termómetro nutricional», que debe disciplinar para contener sus grados muy por debajo del que anuncia una «fiebre alimentaria».

Pero, antes de emprender la Cura 4Sincro, tal vez sea aconsejable analizar lo que es el hambre, el placer de alimentarse, la saciedad y el apetito.

De lo vacío a lo lleno

El objetivo de la nutrición es asegurarle al organismo la satisfacción de sus necesidades de energía, así como la aportación suficiente de macronutrientes y micronutrientes, materiales imprescindibles para la realización de los trabajos de mantenimiento y renovación celular. Sin embargo, las tomas de alimento no se efectúan sólo para responder a las exigencias metabólicas; hay otras necesidades en juego, si se tiene en cuenta que el acto alimentario debe ser también generador de satisfacciones psicológicas y sociológicas. Para que la comida se ajuste a estas normas, debe responder a una cuádruple ecuación nutricional:

1. Responder a las necesidades biológicas que tiene el organismo.
2. Satisfacer el placer de alimentarse.
3. Complacer al entorno familiar, social y cultural.
4. Pero, de forma prioritaria, participar en el mantenimiento de un estado de salud física y mental óptimo por medio de la toma de conciencia de lo que representa el acto de alimentarse.

Los mecanismos de una toma equilibrada de alimento

Diversos factores y estímulos participan en la sensación de hambre, y los mecanismos que rigen esta necesidad resultan muy complejos. Aunque el comportamiento alimentario debería depender simple-

141

mente de la alternancia hambre/saciedad, algunos trastornos[85] relativos a esta materia demuestran que la cuestión no es tan sencilla.

La forma, la consistencia, el olor y el gusto de un alimento son factores que pueden desencadenar el hambre o al menos el apetito. No obstante, antes de pasar al acto alimentario, es aconsejable determinar la sensación que empuja a tomar el primer bocado y la que pone fin a la toma de alimentos. Para que este proceso sea conforme a lo que debe ser, sería pertinente que incluyese los elementos siguientes:

I. La primera observación reside en detectar si se trata de verdad de hambre, que se manifiesta con: contracción del estómago vacío, gorgoteos, impresión de debilidad, etc., a fin de no comer de forma maquinal, sin verdadera gana, llevados por el estrés y la compulsión, sino por «necesidad celular».

En efecto, con demasiada frecuencia lo que se considera «hambre» es una reclamación intempestiva e incesante de las células en la vana expectativa de recibir los nutrientes adecuados para emprender su incansable labor de reparación y construcción orgánica. ¡Imagine a un albañil sin paleta o a un pintor sin pincel! Si las correcciones nutricionales reclamadas por estas mismas células no se llevan a cabo a corto plazo, esta «falsa hambre» se implanta y se manifiesta con una necesidad imperiosa de picotear, cualquiera que sea el momento y cualquiera que sea el alimento, perturbando con su insistencia la señal de la «auténtica

85. Bulimia y anorexia, entre otros.

hambre», que no se anuncia hasta varias horas después de comer.

2. A continuación, introducir el placer de alimentarse, que lleva a la degustación agradable de cada alimento consumido.

3. Por último, dejar de alimentarse cuando la plenitud gástrica, señal de saciedad, se asocia con un estado de bienestar que descarta todo bocado suplementario. Se necesitan unos diez minutos para experimentar la sensación de saciedad. Así pues, cuanto más tiempo se tome para masticar, menos comerá, y recibirá de forma evidente la señal de dejar de comer.

4. En cuanto al apetito, es una anticipación del hambre, sensación a menudo despertada por un deseo de comer un alimento o un grupo de alimentos en particular. Hay que resistirse al apetito y esperar la verdadera hambre, que no suele estar lejos...

El frágil equilibrio entre apetito, hambre, placer y saciedad es regido por el cerebro y en particular por el eje hipotálamo-hipofisario.[86] Sin embargo, es cada vez más frecuente que este equilibrio tienda a fallar y que las señales naturales de apetito, hambre y saciedad resulten menos determinadas, confundidas por los factores externos, publicitarios o de otro tipo, que

---

86. El hipotálamo, situado en la base del cerebro, conectado con la hipófisis o glándula pituitaria, cumple una doble función de control de las secreciones hormonales hipofisarias.

ocupan un lugar cada vez más predominante en el desencadenamiento de la toma de alimentos, reduciendo a veces (a menudo) a la nada muchas resoluciones. Resulta urgente recuperar el propio «ritmo nutritivo» y permanecer indiferente a todo «acoso alimentario». Concéntrese en *sus* decisiones y no haga ningún caso de lo que pueda desviarle de su decisión de controlar sus aportaciones nutricionales.

No obstante, la asimilación de los nutrientes, cualquiera que sea su calidad, no será óptima si la toma de alimentos no se acompaña antes de una concienzuda masticación.

DE SÓLIDO A LÍQUIDO

Una buena digestión es fruto de un tejido de correctas asimilaciones. Se inicia en cuanto se sabe lo que se va a comer, sigue cuando la mirada se posa en el contenido del plato y continúa en la boca con la masticación, que cede a continuación el bolo alimenticio a las maniobras digestivas internas.

Nunca se fomentará lo suficiente la práctica de la masticación, promotora de la digestión. Si este procedimiento es inexistente o demasiado corto, si el alimento no está por completo empapado de saliva, el cerebro sólo tendrá un conocimiento limitado y confuso de sus componentes, lo que afectará al funcionamiento de la digestión. En efecto, durante el ejercicio de la masticación, de 30 a 40 veces como mínimo por cada bocado, hasta que el alimento sólido se vuelve líquido, las papilas envían al cerebro unos datos específicos sobre cada alimento que hay en la boca. Estos datos se transmiten de inmediato al sistema digestivo para que este prepare su arsenal de enzimas y jugos gástricos, sus fases[87] de recepción de los alimentos, de transformación de los nutrientes, de evacuación de los residuos, y lleve a cabo una labor complicada, sí, pero realizada a la perfección cuando el alimento ha sido antes bien «tratado» y se le han proporcionado los medios.[88]

---

87. De la boca a la faringe, y luego al esófago, seguido del estómago, el píloro, el duodeno, el yeyuno, el íleon, el intestino grueso, el colon, el recto y el ano.
88. Alimentos de calidad, masticación, comida en ambiente tranquilo, conciencia de alimentarse, placer de saborear, etc.

La masticación estimula la secreción de saliva, que reduce de forma natural la acidez de la boca. Tiene un efecto protector en el asiento de los dientes, el mantenimiento de las encías, la flexibilidad de las mandíbulas y la musculatura del cuello. Es una gimnasia bucal que sólo debe ejercerse con alimentos destinados a alimentar, lo que condena toda masticación estéril[89] al margen de este objetivo. Y es que una expectativa alimentaria vana genera un engaño que al sistema digestivo no le gusta demasiado.

Además, una de las consecuencias ventajosas y nada despreciables de la masticación consiste en el refuerzo de la voluntad. La determinación, en apariencia «singular», de no tragar un sólido hasta que se haya transformado en líquido y la tenacidad impartida para conseguirlo son las manifestaciones alentadoras de una voluntad determinada.

---

89. Por ejemplo, masticar chicle.

Un menú con 4 cartas

Antes de emprender la prueba de los productos conformes a su grupo sanguíneo, lo sensato sería empezar mentalizándose de que es muy posible que, entre los alimentos que más le gustan o que consume con frecuencia, algunos aparezcan designados como nocivos. En ese caso, su primera reacción puede ser impulsiva: «¡Ah, no!, ¡no pienso privarme del tomate o de la patata o del pollo o del queso, o... [etc.]!». Sin embargo, si ha respondido «sí», es de suponer que está dispuesto de verdad a hacer todo lo necesario para perder sus kilos de más y recuperar un cuerpo agradable de ver (y de mover). Por lo tanto, inicie con objetividad la lectura de las listas[90] de alimentos adaptados a su grupo sanguíneo, a fin de no crear resistencia, lo cual no facilitaría su tarea. Estas listas le permitirán coordinar las aportaciones nutricionales con sus necesidades orgánicas «personales».

Grupo O

Los alimentos compatibles con el grupo O se adaptan a las fases 1, 2 y 3 de la Cura 4Sincro detalladas anteriormente. Las tablas siguientes indican alimentos beneficiosos y neutros, así como la cantidad y el número de raciones semanales a consumir. Los asteriscos señalan los alimentos beneficiosos.

---

90. Estas listas son un resumen de las indicadas en la obra del Dr. Peter J. D'Adamo, *4 Groupes sanguins, 4 Modes de vie*.

Tabla de alimentos correspondientes al grupo O

Verduras	Ensaladas	Proteínas A	Proteínas V	Glúcidos
Ajo	Achicoria	**Todo tipo**	Almendras	Amaranto
Algas*	rizada*	**de carne**	Champiñón	Trigo kamut
(Laminaria)	Berros	**excepto cerdo**	Semillas de	Cereales
Espárragos	Diente de	**y derivados**	lino*	germinados
Lechuga	león*	**Preferencia:**	Nuez*	Judías de
Acelgas*	Lechuga	Cordero	Nuez pacana	careta
Brócoli*	romana	lechal	Avellanas	Crema de
Apio de	Rábano	Buey*	Pipas de	arroz
rama	blanco*	Caza de pelo*	calabaza*	Judías azuki
Apio rábano	Escarola*	Cordero*	Piñones	Judías
Perifollo		Ternera*		blancas
Col china		(salvo hígado)		Pan esenio*
Col rizada*				(de trigo
Colirrábano*		**Pescados**		germinado)
Col verde*		Crustáceos		Tirabeques
Calabaza		Sábalo*		Quinoa
Calabacín		Lubina		Arroz salvaje
Escalonia		Lucio*		Arroz
Endibia		Bacalao fresco		hinchado
Espinaca*		Caviar		
Hinojo		Merluza		**Glúcidos**
Jengibre*		Gambas		**ligeros**
Judías verdes		Dorada		Alcachofa*
Cebolla*		Esturión*		Remolacha
Guindilla*		Arenque		Zanahoria
Pimiento		fresco		Habichuelas
verde		Ostras		Nabo
Rábano		Caballa		Boniato*
Nabicol		Pescadilla		Guisante
Tomate		Bacalao*		
Aguaturma*		Perca*		
		Sardina		
		Salmón		
		Trucha		
		Lenguado		
		Atún		
		Huevos		
		Pata		
		Gallina		
		Lácteos[a]		
		Mantequilla		
		De forma		
		ocasional:		
		Quesos		
		de cabra		
		Feta		
		Mozzarella		

a. Este grupo debe evitar su consumo, porque, en su caso, favorecen el aumento de peso, la inflamación, los edemas y la fatiga.

Tabla de cantidades y número de raciones de alimentos por semana O

Verduras y ensaladas	Proteínas A	Proteínas V	Glúcidos
A diario y a voluntad	**Carne** de 6 a 9 veces M: 60-140 g V: 115-170 g	de 1 a 3 veces 1 taza de 225 ml[a] (producto cocido)	de 1 a 6 veces 1/2 taza de 225 ml (producto seco)
	Pescado de 3 a 5 veces M: 60-140 g H: 115-170 g	**Semillas oleaginosas** 1 puñado de 3 a 5 veces p. s.[b]	
	Huevo de 3 a 6 veces M: 1 H: 1		
	Queso de 0 a 3 veces M: 60 g H: 85 g		

a. 225 ml: una taza grande de café aproximadamente.
b. p.s.= por semana.

Aceites O

Muy beneficiosos	Beneficiosos	Neutros
	Aceite de oliva	Aceite de almendras Aceite de nueces Aceite de sésamo

Frutas O

Contenido de una taza de 225 ml o 1 pieza, de 3 a 5 veces por semana, en meriendas o antes de acostarse.

Muy beneficiosas	Beneficiosas	Neutras
Cereza (todas las variedades)	Piña (zumo)	Chirimoya
Higo fresco/seco	Plátano	Grosella negra
Guayaba	Mango	Limón
Arándano	Ciruela pasa	Lima
	Ciruela (todas las variedades)	Higo chumbo
		Frambuesa
		Granada
		Grosella roja
		Caqui
		Mora
		Nectarina
		Pomelo
		Papaya
		Sandía
		Melocotón
		Pera
		Manzana
		Uva (todas las variedades)

Semillas oleaginosas O

1 puñado de semillas, 1 o 2 cucharadas soperas de manteca de almendras, de 3 a 5 veces por semana.

Muy beneficiosas	Beneficiosas	Neutras
Nuez	Pipas de calabaza	Almendra
Semillas de lino		Algarroba*
		Chocolate* (de forma ocasional)
		Semillas de sésamo
		Avellanas
		Nuez de Macadamia
		Nuez pacana
		Piñones

Bebidas e infusiones O

I vaso de vino al día.

Muy beneficiosas	Beneficiosas	Neutras
Té verde[a]	Agua con gas	Vino tinto
Fenogreco[b]	Cinorrodon	Espino blanco
Diente de león	Jengibre	Manzanilla
Zarzaparrilla	Menta piperita	Ginseng
	Mora	Menta verde
		Regaliz
		Valeriana
		Verbena

a. Añadir unas gotas de limón al té verde para evitar una pérdida de hierro.
b. No muy a menudo porque puede engordar.

Algunos alimentos, por su elevado índice de lectinas no compatibles con el grupo sanguíneo O, deben evitarse.

Lista de alimentos que evitar para el grupo O

Carne	Despojos, codorniz, charcutería industrial, caballo, **cerdo y sus derivados.**
Pescado y marisco	Calamar, almeja, rana, arenque (marinado, ahumado), bacalao, huevas de salmón, pulpo, salmón ahumado.
Huevos y lácteos	Todos salvo los indicados en la primera tabla.
Legumbres	**Judías amarillas, judías pintas,** lentejas (todas las variedades).
Cereales feculentos	**Trigo, maíz** (y derivados), cebada, pan de trigo germinado (salvo pan esenio), salvado de trigo, sorgo.
Verdura	Alfalfa (brotes), áloe, coliflor, pepino, **patata,** puerro, shiitake, ruibarbo.
Fruta	Aguacate, clementinas, kiwi, mandarina, melón, moras silvestres, coco, naranja.
Frutos secos y semillas	**Cacahuetes,** castañas, pipas de girasol, de tamarindo, lichís, nueces de Brasil, nueces de cajú, pistachos.
Aceites	Aceite de cacahuete, de cártamo, de coco, de germen de trigo, de maíz, de ricino, de onagra, de soja, de girasol.
Bebidas	Alcoholes fuertes, cerveza, café, refrescos, té, vino blanco.
Especias y condimentos	Alcaparras, dextrosa, enebro, guaraná, nuez moscada, maicena, pimienta, sirope de maíz, vinagre.

Nota. Los alimentos señalados en negrita son los que contienen las lectinas más nocivas para los O.

GRUPO A

Los alimentos compatibles con el grupo sanguíneo A se adaptan a las fases 1, 2 y 3 de la Cura 4Sincro anteriormente detalladas. Las tablas siguientes indican alimentos beneficiosos y neutros, así como la cantidad y el número de raciones que consumir a la semana. Los asteriscos señalan los alimentos beneficiosos.

Tabla de alimentos correspondientes al grupo A

Verduras	Ensaladas	Proteínas A	Proteínas V	Glúcidos
Ajo	Achicoria	**Carne**[a]	Almendras	Amaranto
Algas*	rizada*	Lo menos posible	Cacahuete*	Trigo kamut
Espárragos	Berros	**Preferencia:**	Castaña	Avena*
Lechuga	Endibia	Pavo	Pipas de calabaza*	Cereales
Acelgas*	Diente de león*	Pintada	Semillas de lino*	Judías de careta
Bróculi*	Lechuga romana	Pollo	Pipas de girasol	Espelta integral (y derivados)
Apio de rama	Rábano blanco*	**Pescados**	Semillas de cártamo	Habas
Apio rábano	Escarola*	Lucio	Avellanas	Judías verdes
Coles de Bruselas		Carpa*	Nueces*	Tortas de arroz
Col china		Bacalao fresco	Nueces de Macadamia	Judías azuki
Col rizada*		Dorada	Nueces pacanas	Judías blancas
Colirrábano*		Esturión	Piñones	Cebada
Col verde*		Rape*	Soja (y derivados)	Quinoa
Calabaza		Caballa*		Arroz
Calabacín		Merluza*		Arroz salvaje
Pepino		Perca*		Alforfón
Escalonia		Sardina*		Centeno*
Endibia		Salmón fresco		
Espinaca*		Atún		**Glúcidos ligeros**
Hinojo		Trucha*		Alcachofa*
Judías verdes		**Huevos**		Remolacha
Cebolla*		Codorniz		Zanahoria
Puerro*		Pata		Coliflor
Rábano		Oca		Judías verdes
Aguaturma*		Gallina		Nabo*
		Salmón		Guisante
		Lácteos		Tirabeques
		Feta		
		Cabra		
		Nata agria		
		Kéfir		
		Mozzarella		
		Requesón		
		Yogur		

a. El grupo A tiende al vegetarianismo, por lo que no debe comer mucha carne.

Tabla de cantidades y número de raciones de alimentos por semana A

Verduras y ensaladas	Proteínas A	Proteínas V	Glúcidos
A diario	**Carne** de 0 a 3 veces	de I a 3 veces	de I a 6 veces
A voluntad	M: 60-140 g H: 115-170 g	I taza de 225 ml[a] (producto cocido)	1/2 taza de 225 ml (producto seco)
	Pescado de I a 3 veces	**Semillas oleaginosas**	
	M: 60-140 g H: 115-170 g	I puñadito de 4 a 7 veces p.s.[b]	
	Huevo de I a 3 veces		
	M: I H: I		
	Queso de I a 3 veces		
	M: 60 g H: 85 g		

a. 225 ml: una taza grande de café aproximadamente.
b. p.s. = por semana.

Aceites A

Muy beneficiosos	Beneficiosos	Neutros
Aceite de pipas de calabaza Aceite de nueces (hombres) Aceite de oliva	Aceite de pepitas de grosella negra	Aceite de almendras Aceite de borraja Aceite de colza Aceite de hígado de bacalao Aceite de onagra Aceite de soja

Frutas A

Contenido de una taza de 225 ml o 1 pieza de fruta: 3 o 4 veces por semana. Para consumir en meriendas o antes de acostarse.

Muy beneficiosas	Beneficiosas	Neutras
Cereza (todas las variedades)	Albaricoque	Chirimoya
Higo fresco/seco	Piña	Aguacate
Moras silvestres	Limón	Higo chumbo
Arándanos	Lima	Frambuesa
Pomelo rosa	Pomelo amarillo	Granada
Sandía	Ciruela (todas las variedades)	Caqui
	Ciruela pasa	Kiwi
		Mora
		Melocotón
		Pera
		Manzana
		Uva (todas las variedades)

Semillas oleaginosas A

1 puñado de semillas, 1 o 2 cucharadas soperas de mantequilla, de 4 a 7 veces por semana.

Muy beneficiosas	Beneficiosas	Neutras
Manteca de cacahuete	Almendra	Manteca de almendra
Cacahuetes		Algarroba*
Pipas de calabaza		Chocolate* (de forma ocasional)
Semillas de lino		Lichís
Nuez		Avellana
		Nuez de Macadamia
		Nuez pacana
		Piñones

Bebidas e infusiones A

1 o 2 vasos de vino (tinto) al día.

Muy beneficiosas	Beneficiosas	Neutras
Té verde	Café	Vino blanco
Vino tinto	Espino blanco	Menta piperita
Bardana	Cardo mariano	Menta verde
Albahaca	Cinorrodon	Raíz de regaliz
Manzanilla	Equinácea	Zarzaparrilla
Fenogreco	Jengibre	Salvia
Diente de león	Ginkgo Biloba	Tomillo
	Hipérico	Tila
	Valeriana	

Algunos alimentos, por su elevado índice de lectinas no compatibles con el grupo sanguíneo A, deben evitarse.

Lista de alimentos que evitar para el grupo A

Carne y aves	Evitar en general, y de forma particular: despojos, cordero, buey, caballo, caza de pelo, **cerdo y sus derivados**, ternera.
Pescado y marisco	Anguila, calamar, merluza, almejas, cangrejo, gamba, arenque ahumado, bogavante, ostras, escupiñas, salmón ahumado, lenguado.
Huevos y lácteos	Todos salvo los indicados en la primera tabla.
Verduras	**Berenjena**, alcaparras, **col**, chucrut, ñame, aceituna negra, guindilla, **patata**, **tomate**.
Cereales feculentos	Germen de trigo, salvado de trigo.
Legumbres	Judías amarillas, garbanzos.
Fruta	Melón, naranja, papaya.
Frutos secos y semillas	Nuez de Brasil, nuez de cajú, pistacho.
Aceites	Aceite de coco, de maíz, de ricino.
Bebidas	Alcoholes fuertes, refrescos.
Infusiones	Cabello de maíz, pimienta de Cayena, ruibarbo, trébol rojo.
Especias y condimentos	Alcaparras, enebro, goma de acacia, guindilla (molida), pimienta de Cayena, pimienta, vinagre (muy poco), arañuela.

Nota. Los alimentos señalados en negrita son los que contienen las lectinas más nocivas para los A.

GRUPO B

Los alimentos compatibles con el grupo sanguíneo B se adaptan a las fases 1, 2 y 3 de la Cura 4Sincro anteriormente detalladas. Las tablas siguientes indican alimentos beneficiosos y neutros, así como la cantidad y el número de raciones que consumir a la semana. Los asteriscos señalan los alimentos beneficiosos.

Tabla de alimentos correspondientes al grupo B

Verduras	Ensaladas	Proteínas A	Proteínas V	Glúcidos
Ajo*	Achicoria	Carne	Almendras	Avena
Algas	rizada	Lo menos	Champiñón*	(harina,
Espárragos	Berros	posible	Espelta	copos,
Endibia	Lechugas	**Preferencia**	Castaña	salvado)
Berenjena	(todas)	Cordero	Semillas de	Cereales
Acelgas	Diente de	lechal*	lino	germinados
Bróculi*	león	Cabrito*	Nueces*	Cereales
Apio de	Rábano	Buey	Nueces de	germinados
rama	blanco	Pavo	Brasil	Espelta
Apio rábano	Nabicol	Faisán	Judía de soja	integral y
Col	Escarola	Hígado de	**(pero**	derivados
Coles de		ternera	**ningún**	Habas
Bruselas*		Caza de pelo*	**derivado de**	Judías verdes
Col china		Conejo*	**la soja)**	Tortas de
Coliflor		Cordero*		arroz*
Col rizada*		Ternera		Judías
Colirrábano*		**Pescados**		amarillas,
		Lucio*		blancas,
		Bacalao fresco		pintas
		Carpa		
		Caviar		
		Merluza*		
		Dorada*		
		Eperlano		
		Esturión*		
		Fletán*		
		Rubio*		
		Bacalao*		
		Arenque		
		Rape*		
		Caballa*		

(continuación)

Verduras	Ensaladas	Proteínas A	Proteínas V	Glúcidos
Col verde*		**Pescados**		Leche de
Pepino		Pescadilla		arroz*
Calabaza		Perca		Cebada
Calabacín		Pescadilla		Tirabeques
Escalonia		Perca		Mijo*
Endibia		Sardina*		Pan esenio*
Espinacas		Salmón		(de trigo
Hinojo		Lenguado		germinado)
Jengibre*		Atún		Guisantes
Judía verde				Quinoa
Cebolla*		**Huevos**		Arroz
Pimientos		Gallina		Glúcidos
morrones				ligeros
Puerro		**Lácteos**		Remolacha*
		Mantequilla		Zanahoria*
		Brie		Coliflor*
		Cabra*		Nabo
		Nata agria		Boniato*
		Edam		Patata
		Feta*		Guisantes
		Kéfir*		Salsifí
		Leche de vaca		
		Mozzarella*		
		Suero		
		Requesón*		
		Yogur*		
		Gouda		
		Gruyer		

Tabla de cantidades y número de raciones de alimentos por semana B

Verduras y ensaladas	Proteínas A	Proteínas V	Glúcidos
A diario	**Carne** de 2 a 6 veces	de 1 a 6 veces	de 1 a 3 veces
A voluntad	M: 60-140 g H: 115-170 g	1/4 taza de 225 ml[a] (producto seco)	1 taza de 225 ml (producto cocido)
	Pescado de 3 a 5 veces	**Semillas oleaginosas**	
	M: 60-140 g H: 115-170 g	1 puñadito de 4 a 7 veces p. s.[b]	
	Huevo 3 o 4 veces		
	M: 1 H: 1		
	Queso de 3 a 5 veces		
	M: 60 g H: 80 g		

a. 225 ml: una taza grande de café aproximadamente.
b. p.s. = por semana

Aceites B

Muy beneficiosos	Beneficiosos	Neutros
Aceite de oliva		Aceite de almendras Aceite de hígado de bacalao Aceite de nueces Aceite de pepitas de grosella negra Aceite de onagra

Frutas B

Contenido de una taza de 225 ml o 1 pieza, de 3 a 5 veces por semana en meriendas o antes de acostarse.

Muy beneficiosas	Beneficiosas	Neutras
Cereza (todas las variedades)	Piña	Albaricoque
Limón	Plátano	Chirimoya
Guayaba	Arándano rojo	Nectarina
Moras silvestres	Papaya	Lima
Arándanos	Ciruela (todas las variedades)	Membrillo
Pomelo rosa	Uva (todas las variedades)	Dátiles
Sandía		Fresa
		Frambuesa
		Grosella
		Kiwi
		Mandarina
		Naranja
		Pomelo amarillo
		Melocotón
		Pera
		Manzana
		Ciruelas pasas

Semillas oleaginosas B

1 puñado de semillas, 1 o 2 cucharadas soperas de manteca de almendras, de 4 a 7 veces por semana.

Muy beneficiosas	Beneficiosas	Neutras
Nuez		Almendra
		Manteca de almendra
		Castaña
		Algarroba
		Chocolate* (de forma ocasional)
		Semillas de lino
		Leche de almendras
		Nuez de Brasil
		Nuez pacana

Bebidas e infusiones B

I vaso de vino al día.

Muy beneficiosas	Beneficiosas	Neutras
Té verde	Cinorrodon	Cerveza
Jengibre	Hojas de frambueso	Vino blanco
Ginseng		Vino tinto
Menta piperita		Espino blanco
Perejil		Bardana
Raíz de regaliz		Manzanilla
Salvia		Menta verde
		Hipérico
		Romero
		Diente de león
		Zarzaparrilla
		Tomillo
		Valeriana
		Verbena

Algunos alimentos, debido a su elevado índice de lectinas no compatibles con el grupo sanguíneo B, deben evitarse.

Lista de alimentos que evitar para el grupo B

Carne y aves	Despojos, codorniz, pato, caballo, grulla, oca, perdigón, pintada, pollo, embutidos industriales, **cerdo y sus derivados.**
Pescado y marisco	Boquerón, anguila, lubina, almejas, cangrejo, gamba, rana, bogavante, ostras, carbonero, mejillones, huevas de salmón, escupiñas, pulpo, truchas.
Huevos y lácteos	Queso azul, helados, huevos de pata, de oca, de codorniz, de salmón.
Verduras	Áloe, calabaza, aceitunas (todas las variedades), rábano, ruibarbo, **tomate.**
Cereales feculentos	Trigo integral y trigo con gluten (y derivados), trigo kamut, cuscús de trigo, sémola de trigo (y derivados), **maíz, trigo sarraceno**, centeno (y derivados), germen de trigo, salvado de trigo.
Legumbres	Judías de careta, gránulos y copos de soja, judías azuki, judías negras, **lentejas** (todas las variedades), leche de soja, miso, garbanzos, tempeh, tofu.
Fruta	Aguacate, higo chumbo, granada, caqui, coco.
Frutos secos y semillas	**Cacahuetes**, pipas de girasol, de cártamo, de calabaza, de **sésamo**, nuez de cajú, avellana, piñones, pistacho.
Aceites	Aceite de cacahuete, de borraja, de cártamo, de coco, de colza, de maíz, de ricino, de sésamo, de soja, de girasol.
Bebidas	Alcoholes fuertes, agua con gas, refrescos (todos).
Infusiones	Áloe, fenogreco, genciana, lúpulo, tila, trébol rojo.
Especias y condimentos	Canela, dextrosa, enebro, gelatina (salvo vegetal), guaraná, malta, miso, pimienta (todas las variedades), salsa de soja, sirope de maíz, arañuela.

Nota. Los alimentos señalados en negrita son los que contienen las lectinas más nocivas para los B.

Grupo AB

Los alimentos compatibles con el grupo sanguíneo AB se adaptan a las fases 1, 2 y 3 de la Cura 4Sincro anteriormente detalladas.

Las tablas siguientes indican alimentos beneficiosos y neutros, así como la cantidad y el número de raciones que consumir a la semana. Los asteriscos señalan los alimentos beneficiosos.

Tabla de alimentos correspondientes al grupo AB

Verduras	Ensaladas	Proteínas A	Proteínas V	Glúcidos
Ajo*	Achicoria	**Carne**	Almendras	Amaranto*
Alfalfa	rizada	Cordero	Cacahuete	Avena
Algas	Berros	lechal	Champiñón	(harina,
Espárragos	Lechugas	Pavo*	Semilla de	copos,
Acelgas	(todas)	Faisán	cártamo, de	salvado)*
Bróculi*	Diente de	Ternera	lino	Cereales
Apio de	león*	(hígado)	Nueces*	germinados*
rama*	Escarola	Conejo	Nueces de	Espelta
Apio rábano		Cordero	Macadamia	integral
Col*			Nueces	Judías
Coliflor*		**Pescados**	pacanas	amarillas
Coles de		Sábalo*	Nueces de	Lentejas
Bruselas		Bacalao fresco	Brasil	verdes*
Col china*		Calamar	Piñones	Lentejas
Col rizada*		Dorada*	Soja* (y sus	rojas*
Col verde*		Eperlano	derivados)	Mijo*
Chucrut		Esturión*		Cebada
Pepino*		Arenque		Pan esenio*
Calabaza		fresco		(trigo
Calabacín		Rape*		germinado)
Escalonia		Caballa*		Pan sin
Endibia		Mejillones		gluten
Espinaca		Bacalao*		Quinoa
Hinojo		Vieira		Arroz*
Jengibre		Perca		(harina,
Judías verdes		Salmón		leche, torta)
Cebolla*		Atún		Arroz
Puerro		Lucio*		integral*
Patata		Sardina*		Arroz
(poca)				salvaje*
		Huevos		
		Codorniz		
		Oca		

(continuación)

Verduras	Ensaladas	Proteínas A	Proteínas V	Glúcidos
		Gallina*	Almendras	Centeno
			Cacahuete	integral* (y
		Lácteos	Champiñón	derivados)
		Cabra	Semilla de	
		Nata agria*	cártamo, de	**Glúcidos**
		Feta*	lino	**ligeros**
		Gouda	Nueces*	Zanahoria
		Gruyer	Nueces de	Boniato*
		Kéfir*	Macadamia	Remolacha
		Leche de	Nueces	Judías verdes
		cabra*	pacanas	Nabo
		Mozzarella*	Nueces de	Guisante
		Munster	Brasil	Salsifí
		Suero	Piñones	
		Requesón*	Soja* (y sus	
		Yogur de	derivados)	
		cabra*		

Tabla de cantidades y número de raciones de alimentos por semana AB

Verduras y ensaladas	Proteínas A	Proteínas V	Glúcidos
A diario	**Carne** de I a 5 veces	de I a 6 veces	de I a 3 veces
A voluntad	M: 60-140 g H: II5-170 g	1/2 taza de 225ᵃ ml (producto seco)	I taza de 225 ml (producto cocido)
	Pescado de 3 a 5 veces	**Semillas oleaginosas**	
	M: 60-140 g H: II5-170 g	I puñadito de 3 a 5 veces p. s.[b]	
	Huevo 3 o 4 veces		
	M: I H: I		
	Queso de 3 a 5 veces		
	M: 60 g H: 85 g		

a 225 ml: una taza grande de café aproximadamente.
b. p.s. = por semana

Aceites AB

Muy beneficiosos	Beneficiosos	Neutros
Aceite de nueces Aceite de oliva		Aceite de almendras Aceite de borraja Aceite de colza Aceite de hígado de bacalao Aceite de pepitas de grosella negra Aceite de onagra Aceite de soja

Frutas AB

Contenido de una taza de 225 ml o 1 pieza de fruta: de 3 a 6 veces por semana. Consumir en meriendas o antes de acostarse.

Muy beneficiosas	Beneficiosas	Neutras
Cereza Higo fresco/seco Arándanos Uva (todas las variedades)	Piña Arándano rojo Limón Frambuesa Grosella Kiwi Mora Pomelo Sandía Ciruela	Nectarina Lima Fresa Frambuesa Mora Mora silvestre Papaya Melocotón Pera Manzana

Semillas oleaginosas AB

I puñado de semillas, I o 2 cucharadas soperas de mantequilla, de 5 a 7 veces por semana.

Muy beneficiosas	Beneficiosas	Neutras
Manteca de cacahuete Cacahuetes Semillas de lino Nuez	Castaña	Almendra Manteca de almendra Algarroba Chocolate* (de forma ocasional) Semilla de cártamo Semilla de lino Leche de almendras Lichís Nuez de Brasil Nuez pacana Piñones

Bebidas e infusiones AB

I o 2 vasos de vino (tinto) al día.

Muy beneficiosas	Beneficiosas	Neutras
Té verde Vino tinto Bardana Manzanilla Equinácea Jengibre Ginseng Perejil Raíz de regaliz	Espino blanco Cinorrodon Hojas de fresera	Cerveza Aguas con gas Vino blanco Menta piperitaMenta verde Hipérico Diente de león Zarzaparrilla Salvia Tomillo Valeriana Verbena

Algunos alimentos, por su elevado índice de lectinas no compatibles con el grupo sanguíneo AB, deben evitarse.

Lista de alimentos a evitar para el grupo AB

Carne y aves	Todas, salvo las indicadas en la lista de proteínas animales, y en particular el pollo, el cerdo y sus derivados.
Pescado y marisco	Boquerón, anguila, lubina, merluza, cangrejo, gamba, fletán, rana, bacalao, bogavante, ostras, pescadilla, escupiñas, pulpo, salmón ahumado, lenguado, truchas.
Huevos y lácteos	Mantequilla, azul, brie, camembert, helados, leche entera (vaca), huevos de pata, huevas de salmón, parmesano.
Verduras	Áloe, alcachofa, alcaparras, pimiento (todas las variedades), rábano, ruibarbo, shiitake, tomate.
Cereales feculentos	Trigo kamut, maíz, trigo sarraceno, sorgo, tapioca.
Legumbres	Judías de careta, habas, judías azuki, judías negras, judías pintas, garbanzos.
Fruta	Aguacate, plátano, membrillo, higo chumbo, guayaba, granada, caqui, mango, coco, naranja.
Frutos secos y semillas	Pipas de calabaza, de sésamo, de girasol, avellana.
Aceites	Aceites de cártamo, coco, maíz, sésamo, girasol.
Bebidas	Alcoholes fuertes, café, refrescos, té negro.
Infusiones	Áloe, fenogreco, genciana, lúpulo, tila.
Especias y condimentos	Anís, dextrosa, esencia de almendra, fructosa, guaraná, malta, pimienta de Cayena, pimentón, pimienta (todas las variedades), sirope de maíz, vinagre (todas las variedades), arañuela.

Nota. Los alimentos señalados en negrita son los que contienen las lectinas más nocivas para los AB.

Condimentos y aditivos culinarios que deben evitar todos los grupos

Aspartamo, carrageno, fécula de maíz, gelatina (salvo de origen vegetal), glutamato monosódico, goma arábiga, goma de acacia, goma de guar, ketchup.

NORMAS NUTRICIONALES

• Consumir uno o dos alimentos muy beneficiosos o beneficiosos cada día.

• Aliñar ensaladas y verduras con una mezcla de aceite de oliva crudo y zumo de limón, excelentes antioxidantes.

• Comenzar la comida con verdura cruda para evitar la reacción de leucocitosis, que se manifiesta con un exceso de glóbulos blancos en defensa del organismo.

• Escoger carnes de calidad (con un mínimo o sin ningún tipo de sustancias químicas), a ser posible magras, como: solomillo de buey, solomillo de ternera, conejo, pavo, pollo (sin piel). Los tipos de carne más grasos son: el tocino, el cordero y la gallina de caldo.

• Consumir de forma excepcional alimentos congelados, carentes de carga eléctrica vital imprescindible para el buen funcionamiento de las células. Recuerde que el organismo es similar a una pila que se recarga gracias al sol y a la longitud de onda de vitalidad de los alimentos.

• Variar y equilibrar las fuentes de prótidos A y V, intercalando a lo largo de la semana los prótidos A (carne, huevo, pescado...) con los V (soja, nueces, semillas oleaginosas, legumbres…), a fin de beneficiarse de la variedad de sus respectivas aportaciones de vitaminas, minerales… Comprobar las tablas de raciones para cada grupo.

• Variar los lípidos A y V (aceites, grasa, etc.) convenientes para su grupo sanguíneo. Si come una carne grasa o un queso graso, equilibre los lípidos disminuyendo el consumo de aceite, mantequilla u otras materias grasas utilizadas. Tenga en cuenta que hay grasas ocultas en la mayoría de los productos industriales. Cambie de tipo de aceite de vez en cuando, pero conserve el aceite de oliva biológico virgen extra de primera presión en frío como base lipídica por su compatibilidad con todos los grupos sanguíneos (importante en una familia).

• No tomar la comida ni demasiado caliente ni demasiado fría, pues estos dos extremos producen efectos perturbadores en los sistemas digestivo y nervioso.

Cocción de los alimentos

Ninguna forma de cocción resulta perfecta, pues lo ideal es:

— cocer lo más deprisa posible;
— a la temperatura más baja;
— en el mínimo de agua posible;
— al abrigo del aire para evitar la oxidación.

No obstante, algunas de las formas de cocción siguientes se acercan mucho a estas normas:

La cocción *estofada*, con muy pocas materias grasas, puede ser relativamente rápida si los alimentos se cortan en trozos pequeños. Como el agua utilizada es la contenida en los alimentos, su sabor se ve realzado y su pérdida nutritiva es mínima. Para conseguir este resultado el utensilio debe ser bien hermético a fin de impedir una evaporación importante.

La cocción en *agua fría* o *en ebullición* también es válida si se consume el agua de cocción.

La cocción a la papillote permite una cocción estofada en un papel de aluminio. Sin embargo, el efecto del calor en estos soportes no carece de riesgos si esta forma de cocción se utiliza con frecuencia.

La cocción al vapor suave es probablemente la más interesante si el tiempo de cocción es breve. Los alimentos troceados se ponen sobre la rejilla de la olla en el momento en que la ebullición del agua permite que se desprenda el vapor. Este método de cocción mantiene el sabor original de los alimentos y permite cocinar sin sal, ya que se preservan las sales minerales de los alimentos. También es válido para la cocción de la carne o del pescado, parte de cuyas toxinas y grasas se pierde en el agua que cubre el fondo del utensilio. Nunca hay que consumir ni utilizar esta agua.

La cocción en caldo corto, al horno[91] o al vapor permite conservar la calidad y el sabor del pescado, más aún si se baña con el zumo de un limón. En cuanto a la carne, la cocción al horno o al vapor suave sería una de las más adecuadas para conservar sus cualidades nutritivas.

---

91. Sólo si los alimentos son de origen biológico.

La cocción en agua, sin grasa, se aplica a las legumbres y a los cereales.

La cocción en sartén se hará a fuego lento con muy poca grasa, mejor si es con aceite de oliva.

Conviene evitar:

— la cocción al horno microondas;
— la cocción con mantequilla, que sólo debe consumirse cruda o fundida, ya que una vez cocida o dorada resulta tóxica;
— el aceite ya cocinado o que ha servido para freír.

Nota 1. Los productos ahumados deben evitarse o comerse de forma muy ocasional (1 o 2 veces al mes) a causa de su contenido en productos tóxicos (benzopireno…) debidos al ahumado.

Nota 2. Evite los alimentos fritos. Si son salteados, que sea con suavidad. Un alimento que cambia demasiado de color al cocinarse suele perder parte de su valor nutritivo.

Coordinación

Después de leer estas propuestas, cada cual puede acercarse un poco más a sí mismo adaptando sus gustos alimentarios a sus necesidades celulares.

Una vez asimilado, el aprendizaje nutricional le conducirá invariablemente hacia la actitud más oportuna para usted y su organismo. Remodelar el cuerpo mediante un regreso alimentario apropiado dirigido hacia un estado de salud favorable recompensará todos los esfuerzos realizados para alcanzar ese objetivo.

Felicitarle... de antemano nunca estará de más, y yo me apresuro a hacerlo.

La razón para comer

La información anterior le ayudará a organizar mejor una planificación nutricional. No obstante, a fin de dar aún más eficacia a la aplicación de la Cura 4Sincro, se recomienda seguir el consejo siguiente: decidir antes de sentarse a la mesa la cantidad[92] de alimentos que se desea comer. Después de llenar el plato, hay que abstraerse de todo lo que se halla fuera del mismo y rodearlo de una «muralla mental» que lo hará infranqueable para otros alimentos. Antes incluso de tomar el primer bocado, hay que mirar bien el contenido del plato y decir mentalmente: «Tengo todo lo que necesito para alimentar mis células».

Gracias a su decisión anticipada acerca de la cantidad de comida que va a tomar, comerá con la razón y no con las emociones, demasiado a menudo instigadoras de copiosas ingestiones que llevan a un estado de indigestión crónica y a la ganancia incontrolable de kilos. Por ello, es importante que intervenga la razón en su código nutricional. Esta razón le ayudará a mantener una disciplina de la que se sentirá muy orgulloso cuando domine sin esfuerzo dichas emociones, causa de tantas perturbaciones alimentarias, entre otras. Eso no significa que deba evitar o eliminar sus emociones. Significa simplemente que si de verdad quiere perder unos kilos y mantener un peso estable, el remedio se halla en parte en esta «renuncia» a alimentarse bajo la influencia de la emoción. Cualquier

---

92. Por supuesto, siguiendo las normas básicas de una comida equilibrada compatible con su grupo sanguíneo.

otra vía estará coronada de dificultades, que más tarde pueden resultar difíciles de superar.

La nutrición consciente y razonable se extiende mucho más allá de las comidas durante las cuales debe ejercerse; además evita tomar alimentos sin que se les aplique un pase personal nutricional.

La conciencia debe intervenir en todo momento; en cuanto a la razón, sus argumentos le conceden una consideración que no debe pasarse por alto.

Los principios básicos de una nutrición perfilada contienen los ingredientes siguientes:

• *Alimentos frescos y de buena calidad*, evitando los alimentos desnaturalizados industriales en beneficio de alimentos vitales.

• *Raciones razonables de alimentos*, reduciendo los de elevado contenido energético (glúcidos, lípidos) en favor de alimentos de bajo contenido energético (verdura y fruta).

• *Comidas equilibradas*, que deben componerse según los porcentajes indicados en las fases 2 y 3.

• *Una alimentación variada*,[93] consumiendo cada día alimentos de los 5 grupos alimentarios: glúcidos, prótidos, lípidos, verdura y fruta.[94]

• *Una alimentación sabrosa*, a base de alimentos sanos[95] preparados de forma apetitosa.

• *Una masticación intachable*; no debe masticarse menos de 30 o 40 veces cada bocado.

---

93. De acuerdo con su grupo sanguíneo.
94. Ello no resulta válido para todos los grupos en lo que respecta a la fruta, pues el grupo A, por ejemplo, sólo puede comerla 4 veces por semana.
95. Frescos, de calidad, a ser posible biológicos.

Un surtido de suplementos

Calcio

Una carencia de este mineral puede provocar: calambres musculares, desequilibrios nerviosos, agitación, depresión y dificultad para conciliar el sueño. Estos trastornos provocan a su vez estrés, que repercute en el mantenimiento del equilibrio del peso. La asimilación del calcio es óptima cuando proviene directamente de los alimentos.[96]

Fuentes naturales de calcio

Pescado	Frutos secos y semillas	Panes y cereales	Productos lácteos
Pescado azul **Conservas** Sardinas + espinas Salmón rosa	Almendras Semillas de sésamo Nuez de Brasil Pistachos (sin sal) Frutos secos y semillas oleaginosas	Avena Pan integral (1 rebanada) Arroz integral cocido	Gruyer Kéfir Leche de cabra Parmesano Yogur natural
Legumbres	**Algas secas**	**Fruta**	**Verdura**
Cocidas Habas rojas Habas de soja Judías blancas Lentejas Garbanzos Bebida de soja	Aramé Hijiki Varech (kelp) Wakame	Higos secos **Varios** Harina de algarroba Melaza Aceitunas Tofu	Bróculi Zanahoria Col cocida Col rizada Coles de Bruselas Calabaza Judías verdes Nabicol

---

96. Conviene disminuir las aportaciones de calcio a partir de los productos lácteos para evitar la acumulación de sus residuos, que provocan numerosos problemas, en particular para el grupo O.

Magnesio

Reconocido «antiestrés», tónico general, regenerador celular, depurador hepático, equilibrante psíquico, el magnesio estimula la energía y relaja los músculos. Este mineral, imprescindible para el buen funcionamiento de las neuronas, resulta muy útil para prevenir la depresión y el insomnio. Su carencia es más frecuente que la del calcio.

Fuentes naturales de magnesio

Pescado y marisco	Legumbres y verduras	Cereales cocidos	Fruta y semillas
Sardinas + espinas (en conserva) Gambas	**Legumbres** Haba negra Habas rojas Judías blancas Lentejas Garbanzos Soja Tofu **Verduras** Remolacha Espinacas Patata Vegetales	Avena Trigo Bulgur Cereales integrales Copos de avena Mijo Cebada Quinoa Arroz integral Arroz salvaje	**Fruta** Plátano Melón Dátiles Higos frescos Semillas germinadas Kiwis **Semillas** Almendras Avellanas Nueces Sésamo **Varios** Polen

Hierro

Antianémico, el hierro mantiene una buena oxigenación de las células y favorece el tránsito intestinal, la eficacia del sistema inmunitario y el metabolismo de las proteínas. Pero cuidado:

1. La absorción de hierro es disminuida por:
— el chocolate (cacao);
— el café;
— los taninos (té);
— los cereales integrales;
— la presencia de huevo y de productos lácteos;
— un exceso de suplemento de calcio.

2. El exceso de hierro (sobre todo por suplemento) contribuye a aumentar el riesgo de los trastornos cardiovasculares.

Fuentes naturales de hierro

Proteínas	Cereales	Verdura, fruta y legumbres	Semillas oleaginosas
Carnes	**Cocidos**	**Verdura**	Almendras
Cordero	Avena	Bróculi cocido	Cacao
Buey magro	Bulgur	Zanahoria	Sésamo
Morcilla	Espelta	Col	Pipas de calabaza
Pavo	Copos de avena	Berros	Pipas de girasol
Hígado de vaca	Mijo	Cebolla	Nuez de cajú
Hígado de ternera	Pan integral	Perejil	Avellanas
Carnes rojas	Quinoa		
Carnes blancas	Arroz salvaje	**Fruta**	
	Centeno	Aguacate	**Algas**
Huevos		Frutos secos	Espirulina
Codorniz		(ciruelas, uvas	Varech
Yema de huevo		pasas)	
Pollo			**Varios**
		Legumbres cocidas	Melaza
Pescado y marisco		Castañas	
Gambas		Habas rojas	
Ostras crudas		Judías blancas	
Atún en conserva		Lentejas[a]	
en agua		Garbanzos	
Trucha		Guisantes secos	
		Tofu	

a. Las lentejas son muy útiles por su hierro asimilable. Hay que consumirlas con moderación, germinadas o bien cocidas en agua con salvia y ajedrea para evitar las fermentaciones intestinales. Deben ser evitadas por los grupos O y B.

Yodo

Depurativo, antitóxico e hipotensor, el yodo es imprescindible para el buen funcionamiento de la tiroides, la regulación térmica y el metabolismo de las grasas. En efecto, se observa que una carencia de este metaloide provoca: fatiga, nerviosismo, obesidad, desarreglos hormonales (entre ellos, la insuficiencia tiroidea), mala asimilación de las grasas, exceso de colesterol sanguíneo, hipertensión, trastornos de la circulación…

Fuentes naturales de yodo [a]

Productos del mar	Verdura y fruta	Varios
Pescado	Ajo	Algas
Marisco	Zanahoria	Sal marina
	Col	
	Berros	
	Espinacas	
	Nabo	
	Pera	
	Puerro	
	Uva	

a. El grupo sanguíneo O debe cuidar de modo particular su tiroides.

Vitamina C

Esencial para el buen funcionamiento del organismo, tonificante, antiinfecciosa, la vitamina C participa en la eliminación de las toxinas, consolida la resistencia de los capilares, influye en la actividad de la tiroides y actúa en la coagulación sanguínea.

Fuentes naturales de vitamina C

Fruta	Verdura
Espino amarillo	Algas
Grosella negra	Bróculi
Melón	Perifollo
Limón	Col china cruda
Cinorrodon	Coliflor cruda
Fresa fresca	Col rizada cruda
Frambuesa	Col lombarda cruda
Frutas ácidas	Espinacas
Fruto del escaramujo	Estragón
Guayaba	Semillas germinadas
Zumo de naranja fresco	Lechuga romana
Zumo de pomelo fresco	Cebolla
Kiwi	Boniato cocido al horno
Mango	Perejil crudo
Mora	Tirabeque cocido
Naranja	Guisante crudo
Papaya	Pimiento morrón
	Patata al horno
Varios	Rábano
Castaña	Nabicol cocido
Polen	Tomate rojo crudo

Antioxidantes

El organismo es capaz de protegerse contra todos los ataques y en particular contra los de los radicales libres[97] gracias a los antioxidantes[98] que fabrica. Sin embargo, cuando el equilibrio antioxidantes/radicales libres se rompe a favor de estos últimos, hacen su aparición de forma invariable las enfermedades degenerativas. Por ello, se recomienda la introducción regular

---

97. Residuos de una transformación incompleta por parte del organismo del oxígeno respirado, que si son demasiado numerosos provocan daños, a veces irreversibles, en los tejidos del organismo.
98. Elementos que atrapan los radicales libres.

en la dieta de alimentos que protejan de las agresiones de este «estrés oxidativo».

Alimentos que contienen antioxidantes

Vitamina E	Vitamina C	Licopeno	Flavonoides[a]	Carotenoides
Semillas oleaginosas	Cítricos	Albaricoque	Albaricoque	Albaricoque
Aceites (biológicos)	Bróculi	Zanahoria	Bayas	Alga
Gérmenes de cereales	Coles	Sandía	Grosella negra	Chlorella
	Fresa	Pomelo	Cereza	Calabaza
	Guayaba	Pimiento verde	Ciprés	Lechuga
	Kiwi	Tomate	Fresa	Bróculi
	Mango	Ginkgo	Frambuesa	Zanahoria
	Papaya	Biloba	Frutos rojo oscuro	Espinacas
	Pimiento morrón		Verduras de hoja verde	Frutos rojo oscuro
			Hamamelis	Mango
			Legumbres	Boniato
			Castaño de Indias	Piel de limón
			Arándanos	Piel y pepitas de uva
			Avellanas	Melocotón
			Cebolla	Diente de león
			Naranja	Escarola
			Pomelo	Vid roja (hojas)
			Piel de limón	
			Piel y pepitas de uva	
			Melocotón	
			Brusco	
			Perejil	
			Pera	
			Manzana	
			Ciruela	
			Ruibarbo	
			Trigo sarraceno	
			Salvia	
			Té verde	
			Tomate	
			Vid roja (hojas)	
			Vino tinto	

a. Los flavonoides, pigmentos protectores, se hallan sobre todo en la piel de la fruta y la verdura, a las que dan su color. Reconocidos por sus propiedades antioxidantes, participan en la lucha contra los depósitos de grasa en los vasos sanguíneos, facilitan la circulación sanguínea, refuerzan la resistencia de las arterias, venas y capilares, reducen los riesgos de accidentes cardiovasculares, protegen el hígado, disminuyen el nivel de colesterol, producen un efecto antiinflamatorio...

Fibra

Imprescindible para el mantenimiento de un buen funcionamiento intestinal, la fibra debe integrarse a diario en las comidas con una aportación mínima de entre 25 y 30 g al día. Recientes trabajos tienden a probar que las personas cuyo consumo de alimentos es rico en fibra sufren menos carencias de minerales y controlan con mayor facilidad su nivel de glucemia. Además, está demostrado que la fibra desempeña una función beneficiosa en la regulación del tránsito, el colesterol, la absorción de los lípidos y los glúcidos, el equilibrio del ecosistema intestinal y el control de la saciedad, así como en la protección de la mucosa intestinal. No obstante, hay que tomar una precaución: aumentar su consumo de forma progresiva en función de la sensibilidad intestinal de cada cual.

Alimentos que contienen fibra

Verdura	Legumbres	Cereales	Frutos secos y semillas	Fruta
Espárragos	Habas	Avena	Almendras	Albaricoque
Acelgas	Judías secas	Harinas	Cacahuetes	Cítricos
Bróculi	Lentejas	integrales	Calabaza	Bayas
Zanahoria	Guisantes	Cebada	Lino	Melón
Apio de rama	Garbanzos	Arroz	Nueces	Cerezas
Col		integral	Piñones	Higos
Coliflor		Trigo	Pistachos	Fresa
Col rizada		sarraceno	Semillas de	Frambuesa
Col lombarda		Salvado de	sésamo	Frutos rojos
Coles de		avena	Pipas de	Naranja
Bruselas			girasol	Pomelo
Pepino				Melocotón
Calabaza				Pera
Espinacas				Manzana
Germinados				Ciruelas
Judías verdes				Ciruelas secas
Boniato				Uva
Puerro				
Patata				
Brotes				
Rábano				
Lechuga				
Salsifí				
Tomate				

Azúcares sin complejos

Las féculas

Pertenecientes a la familia de los glúcidos, las féculas o hidratos de carbono agrupan los alimentos ricos en almidón o fécula cuya digestión produce azúcar: la glucosa.[99]

La glucosa, fuente de energía por excelencia, representa el carburante esencial para un buen funcionamiento del cuerpo y el cerebro (80 %); de ahí la importancia de no carecer de ella para evitar la hipoglucemia.

La toma de féculas influye en la glucemia (cantidad de glucosa presente en la sangre).

Sus azúcares se conocen como complejos o lentos, ya que su difusión en la sangre se efectúa despacio, prolongando el estado de saciedad y asegurando una constancia glucémica.

Las féculas, recomendadas en caso de esfuerzo físico y mental, son alimentos completos. Además de su valiosa aportación de azúcares complejos, contienen nutrientes imprescindibles para el buen funcionamiento del organismo, como: proteínas vegetales, vitaminas del grupo B y C, minerales (magnesio) y fibra.

---

99. El hígado y los músculos almacenan la glucosa en forma de glucógeno. Cuando las células del hígado están saturadas de glucógeno, la glucosa «extra» se transforma en lípidos que regresan a la sangre para ser captados (y con frecuencia almacenados) por las células grasas. En resumen, una alimentación demasiado rica en azúcar estimula sin cesar el páncreas, lo que provoca conocidos trastornos de salud, como la diabetes, la obesidad, la hipoglucemia, etc.

Entre las féculas hallamos:

— cereales;
— legumbres secas o leguminosas;
— patatas, tubérculos y otros rizomas[100] harinosos;
— castañas y plátanos cuando todavía no están muy
  maduros.

Cereales que contienen féculas: avena, trigo, ñame,
mandioca, mijo, cebada, arroz, centeno, sorgo, tapio-
ca..., así como las harinas y derivados de estos, pan,
pasta, sémola, etc.

Los cereales deben consumirse con su cáscara, pues
las fibras y los minerales se hallan concentrados en
particular en esta parte de la planta.

Serán de origen biológico, ya que es justo en esta
cáscara donde se acumulan los pesticidas que se les
hayan podido aplicar.

Legumbres que contienen féculas: habas, judías
pintas, judías blancas, lentejas, guisantes secos, garbanzos, etc.

Las legumbres tienen la propiedad de ser una fuente interesante de proteínas vegetales, al igual que los
cereales, y tal vez podría considerar utilizarlas para
disminuir el consumo cárnico.[101]

Antes, serán útiles algunos datos adicionales a propósito del efecto del azúcar en el funcionamiento del
organismo.

---

100. Tallo subterráneo vivo, a menudo horizontal, que emite cada año raí-
ces y tallos aéreos.
101. Si esa es su intención.

Nivel de glucemia

La regulación del nivel de glucosa en la sangre se asegura gracias a un equilibrio permanente entre dos sustancias, sobre todo de naturaleza hormonal, que o bien disminuyen la glucemia o bien la aumentan según las necesidades del organismo.

En situación normal, el nivel de glucemia se mantiene bastante estable, en torno a 1 g por litro, a fin de aportar a los órganos y tejidos cantidades constantes de glucosa. Algunos alimentos ricos en glúcidos, como los hidratos de carbono, afectan al alza la glucemia y obligan al páncreas a segregar insulina para equilibrar el nivel de glucosa y permitir su entrada en las células. Ahora bien, si el páncreas debe contribuir a menudo y se requiere insulina con demasiada frecuencia, es prácticamente inevitable un aumento de peso por acumulación de grasas. Y más aún, si el páncreas trabaja en exceso, sus reiteradas producciones de insulina llevan de forma inevitable a un incremento del riesgo de diabetes de tipo 2 (no insulinodependiente) y a enfermedades cardiovasculares, que se observan en muchos casos como síntomas de la obesidad.

A fin de controlar con mayor facilidad el nivel de glucosa en la sangre, los alimentos se han clasificado según un índice glucémico (IG) establecido de -40 a +60, teniendo en cuenta que este representa la rapidez con la que aparece la glucosa en la sangre en las horas que siguen al consumo de un alimento determinado. Para mantener la estabilidad del nivel de glucemia, es preferible consumir alimentos con índice glucémico bajo o medio, en función de la composición de las comidas. En cuanto a los obesos, diabéticos e hipoglucémicos,[102] es muy importante que consuman en lo posible alimentos de índice bajo (-40) para evitar picos de insulina. Sin embargo, el índice glucémico de un alimento no depende exclusivamente de la cantidad y de la naturaleza bioquímica de la glucosa que contiene, sino también de la naturaleza de su fibra y de sus componentes o del alimento o los alimentos que lo acompañan. Hay que saber que el consumo de una cantidad importante de verdura mantiene un IG total bajo aunque el contenido del plato incluya un alimento de IG elevado. Del mismo modo, un alimento dulce es más hiperglucemiante tomado solo que al final de una comida rica en proteínas y

---

102. Hipoglucemia: disminución anómala e importante de la glucemia.
a) Para prevenir los episodios de hipoglucemia, se recomienda eliminar los azúcares refinados o concentrados como el azúcar, la miel, el sirope, el caramelo y la melaza, además del pan, la pasta y la bollería hecha con harina blanca, pues sus glúcidos son absorbidos rápidamente por el organismo y pueden provocar síntomas de hipoglucemia. El consumo de alcohol, café, bebidas gaseosas (sobre todo las que contienen gran cantidad de azúcar) también debe limitarse. Hay que dar prioridad a los glúcidos complejos contenidos en los cereales y harinas integrales, el arroz integral y las legumbres, que gracias a su fibra frenan la absorción de los glúcidos. Se recomiendan las verduras como el brócoli, la col, la zanahoria, el nabo y la patata. En cuanto a la fruta, hay que consumirla a ser posible junto con alimentos ricos en proteínas V, como los frutos oleaginosos (nueces, avellanas, almendras…), para frenar la absorción de su azúcar por parte del organismo.
b) Cuando aparecen los primeros signos de hipoglucemia hay que consumir alimentos que contengan azúcares de acción rápida, como zumo de fruta, refresco azucarado, terrones de azúcar o leche. El malestar debe pasarse enseguida, en pocos minutos. En caso contrario se añadirá un poco de pan. Si estos momentos de debilidad se reproducen bastante a menudo, hay que consultar al médico. Conviene saber que una falta de glucosa prolongada puede causar daños permanentes en el cerebro.
c) Por ello, se recomienda a las personas hipoglucémicas que supriman los alimentos dulces y tomen comidas ligeras a horarios regulares.

grasas. Más adelante se incluye una tabla que indica el índice glucémico de algunos alimentos básicos.

IG y CG

Para completar el índice glucémico (IG) de un alimento, un concepto relativamente nuevo en nutrición menciona asimismo su carga glucémica (CG), que tiene en cuenta el efecto antiglucemiante de la fibra alimentaria presente en el propio alimento, así como la cantidad de glúcidos y fibra en una ración; por lo tanto, la carga glucémica (CG) da la cantidad de glúcidos disponibles. Por ejemplo, una manzana que contenga 20 g de glúcidos y 2,5 g de fibra alimentaria ya sólo tiene 15,5 g de glúcidos disponibles y una carga glucémica de 5 g. En contrapartida, los alimentos que contienen poca fibra, como la harina blanca, tienen una carga glucémica elevada.

Los cereales integrales, las legumbres, las leguminosas y la fruta son, gracias a su fibra, alimentos que permiten conservar cierto control sobre la glucemia y además resultan eficaces contra el estreñimiento y el exceso de colesterol.

Tabla del índice glucémico (IG) creciente de algunos alimentos[a]

Índice bajo - 40	Índice medio 40-60	Índice elevado + 60
Hortalizas <15	Judías pintas 40	Helado 61
Almendras 15	Zumo de manzana 41	Uvas pasas 64
Champiñones 15	Cereales 42	Remolacha cocida 65
Cacahuetes 15	Naranja 44	Crema de trigo 70
Habas de soja 20	Uva fresca 46	Buñuelos 76
Cerezas 22	Guisantes 48	Plátano 76
Pomelo 25	Zanahorias crudas 49	Puré de patata 70
Judías blancas 30	Chocolate 49	Galletas 70
Fruta 30	Pan integral 50	Copos de maíz 74
Lentejas verdes 30	Cereales integrales 50	Trigo inflado 74
Bebida de soja 30	Zumo de naranja 52	Patatas fritas 75
Garbanzos 30	Kiwi 53	Tortas de arroz 77
Fructosa 30	Boniato 54	Corn flakes 85
Orejones de	Confituras ligeras 55	Zanahorias cocidas 85
albaricoque 31	Pan semiintegral 55	Patatas al horno 85
Leche desnatada 32	Arroz integral 55	Azúcar 86
Yogur desnatado 33	Galletas de avena 55	Arroz blanco 88
Guisantes partidos 35	Maíz inflado y	Puré de patatas
Pera fresca 37	azucarado 55	instantáneo 90
Espaguetis integrales 37	Mango 55	Confituras normales 90
Pan de centeno	Muesli 56	Bollería 90
integral 40	Arroz salvaje 57	Azúcar (sacarosa) 92
Manzana 38	Patata 57	Pan de harina
Ciruela 39	Espaguetis 59	blanca 100
	Frutos secos 60	Maltosa 110
	Plátano 60	Miel 126
	Sopa de guisantes	Glucosa 138
	partidos 60	
	Pasta de harina	
	blanca 60	

a. Estos valores difieren ligeramente según las fuentes.

¿Carne sí?

¿Carne no?

Tres preguntas (¿o más?) se plantean cada vez con mayor frecuencia en lo que respecta al consumo de carne: ¿hay que comer, no hay que comer o... ya no hay que comer carne?

Dado que consumir carne tiene orígenes de diverso orden: étnico, cultural, gustativo, placentero, imperativo, reconfortante..., una respuesta categórica resultaría muy restrictiva en este caso en concreto. La reflexión permite matizar la respuesta para evitar todo tipo de intolerancia o fanatismo.

No cabe duda de que los interrogantes: carne sí, carne a veces, carne no, llevan a reflexionar sobre el hecho de comer un animal, ya sea un pacífico buey, un encantador cerdito o un heráldico caballo cuyo funcionamiento orgánico es «bastante parecido» al del ser humano.

En la época paleolítica comer animales era una cuestión de supervivencia, pero en nuestros días, con la comida que rebosa en todas las estanterías y secciones de los supermercados, ¿sigue siendo necesario? ¿Hay una razón vital para seguir alimentándose de animales con unas condiciones de «vida industrializada»[103] lamentables, un ritmo de sacrificio pavoroso y unas cualidades nutritivas dudosas?

Entre la lista de las preguntas trascendentales que nos planteamos (de forma indefinida), tal vez podríamos añadir esta: ¿no ha evolucionado lo suficiente el ser humano para alimentarse de una forma distinta de la de sus antepasados de los tiempos prehistóricos? ¿No es apto hoy en día su organismo para evitar o al

---

103. ¡Ni siquiera se trata ya de un animal sino de un producto vivo!

menos disminuir su ración alimenticia de animales? No faltarían respuestas a este interrogante y los puntos de vista podrían enfrentarse de forma severa.

Pero no entremos en debates, dejemos simplemente que cada cual pueda elegir, y con esta intención le ofreceremos, unas líneas más adelante, «recetas» de proteínas vegetales.

Los prótidos, del griego *protos*, que significa «sustancia principal, de primera importancia», cumplen una función determinante en la inmunidad. Son necesarios para el crecimiento y la renovación de las células, y entran en la constitución del conjunto de las partes integrantes del organismo. Constituidos de aminoácidos[104] esenciales, los prótidos A (carnes,[105] productos lácteos, huevos y pescados) son más «completos» que los prótidos V procedentes de los cereales, legumbres, frutos secos…

Sin embargo, gracias a combinaciones entre alimentos que contienen proteínas vegetales y otros de categoría complementaria, parece posible disminuir mucho el consumo de productos cárnicos sin dar lugar a carencias proteicas. Veamos cómo hacerlo.

---

104. Elementos básicos que constituyen las proteínas (una veintena son esenciales).

105. Para beneficiarse de las aportaciones nutritivas de la carne, se recomienda dejar tiempo para que se eliminen los residuos cárnicos y evitar una intoxicación crónica del organismo, una acidificación excesiva, que provocará una irritación de los tejidos y las articulaciones. Hay que espaciar las tomas de proteínas A procedentes de la carne equilibrando con proteínas V de origen vegetal.

Nota. Según el dr. D'Adamo, el grupo O puede sustituir la carne consumiendo la hierba ayurvédica, *Coleus forskolli,* que ejerce en el metabolismo celular unos efectos similares a los de la carne roja.

CEREALES

Fuente interesante de proteínas V, entre el 7 y el 14 % (antes de la cocción), los cereales, tales como: avena, trigo, espelta, centeno, mijo, cebada, arroz,[106] asociados con las legumbres, los huevos o los productos lácteos, se sitúan entre los alimentos que conviene utilizar para evitar cualquier déficit proteico si no se consume ningún alimento cárnico.

Pero cuidado con el gluten

El gluten, sustancia viscosa proteica contenida en la harina de algunos cereales, es responsable de una intolerancia orgánica que provoca trastornos diversos más o menos graves, entre ellos la enfermedad celiaca,[107] que aparece muy pronto en el bebé pocas semanas después de la introducción de harinas. La intolerancia al gluten también puede revelarse mucho más tarde, de una forma silenciosa, sin síntomas aparentes, por ejemplo después de infecciones intestinales o enfermedades del páncreas. Afecta a pequeños y mayores, y al parecer casi un tercio de los adultos han sufrido o sufren esta afección, sin que se detecte. Algunos signos reveladores pueden hacernos pensar en este mal:

---

106. El arroz es bastante pobre en proteínas.
Nota. No se menciona el maíz, pues no es ni beneficioso ni neutro para ningún grupo sanguíneo.
107. Consiste en la destrucción por parte del gluten de las vellosidades (innumerables y pequeños repliegues que absorben los nutrientes) de la cara interna de la mucosa intestinal.

— atrofia de la mucosa intestinal;

— mala asimilación de toda clase de alimentos;

— trastornos digestivos: hinchazón de vientre, digestión lenta, náuseas;

— diarreas crónicas, heces blandas emitidas unas 2 o 3 veces al día;

— déficit cálcico óseo con fragilización;

— sangrado espontáneo de las encías al cepillarse los dientes;

— anemia;

— migrañas;

— carencia de hierro y vitaminas;

— tez con pigmentación anómala;

— dermatosis;

— crisis de tetania;

— fatiga crónica;

— dolores articulares;

— inflamaciones de repetición de las mucosas (nariz, garganta, oídos, órganos genitales, etc.);

— inestabilidad emocional, estado depresivo, trastornos psíquicos, nerviosismo, ansiedad, estrés…

Si experimenta algunas de las afecciones mencionadas, debería verificar si sufre una intolerancia al gluten, a fin de evitar los alimentos que lo contienen, los cuales afectarán de forma inevitable a su estado de salud, así como a su peso.[108] Se encuentra gluten en los preparados agroalimentarios, pero también en los

---

108. En caso de detectar una intolerancia al gluten, preste atención si consume alimentos industriales y escoja sólo aquellos que indican sin gluten de forma clara. Por prudencia, rechace los productos cuyas etiquetas mencionen proteínas vegetales o también almidón modificado. Cuidado también con el pollo de grano, que si no ha digerido por completo las proteínas de los cereales consumidos puede contener gluten en su organismo.

cosméticos y de forma general en todos los productos donde puede utilizarse la harina. Una lista con alimentos que no contienen gluten le ayudará a seleccionar sus alimentos.

Alimentos que no contienen gluten

Proteínas	Cereales	Legumbres y leguminosas	Oleaginosos, fruta y varios
Carne	Amaranto	Verdura	Almendras
Pescado (sin	Maíz	Legumbres	Castañas
rebozar)	Mijo	Boniato	Miel
Huevos	Quinoa	Patata y su fécula	Cacao amargo
	Arroz	Soja	Avellanas
	Trigo sarraceno	Tapioca	Nueces
		Aguaturma	Toda la fruta
			Vino

LEGUMBRES O LEGUMINOSAS

Entre esta categoría de alimentos encontramos los cacahuetes, las habas secas, las judías secas (judías blancas, pintas, pochas, azukis, etc.), el sorgo (panizo negro), las lentejas, los altramuces, los guisantes partidos, los garbanzos... Aunque las legumbres son excelentes fuentes de proteínas V, su deficiencia en cierto grupo de aminoácidos obliga a combinarlas con cereales, en una proporción de 1/3 de legumbres por cada 2/3 de cereales (judías pintas + arroz), o con semillas oleaginosas. En cuanto a la soja, dado que su calidad como proteína vegetal es incomparable, puede consumirse sin obligación de asociación. Aunque las legumbres suelen ser más ricas en proteínas que los cereales, presentan el inconveniente de provocar flatulencias. No obstante, es posible minimizar estos efectos siguiendo las recomendaciones siguientes:

— remojar las legumbres en agua 48 horas antes de cocerlas. Cambiar el agua de remojo una o dos veces y aclararlas con abundante agua;
— no consumir legumbres que no sean de la temporada (¡es difícil saberlo cuando vienen empaquetadas industrialmente!);
— no incorporar la sal hasta el final de la cocción para que no se endurezcan.
— aromatizarlas con hierbas: romero, laurel, tomillo, ajedrea…

Pero cuidado con las purinas

Los alimentos que contienen proteínas, tanto si son de origen animal como vegetal, producen cantidades más o menos importantes de residuos irritantes o purinas, que pueden convertirse en auténticos venenos si no se eliminan lo antes posible a través de la orina. Los efectos de la acumulación de las purinas en el organismo pueden resultar inquietantes:

— fatiga del hígado;
— fatiga de los riñones;
— desajuste del ritmo cardiaco;
— alteración de los sistemas nervioso y cardiovascular…

Se trata de síntomas que se encuentran con bastante frecuencia en los casos de obesidad.

De forma general, las purinas destruyen de manera solapada el estado de salud, y más aún cuando las bebidas alcohólicas y el tabaquismo forman parte de los hábitos cotidianos.

¿Cuáles son entonces las soluciones naturales para evitar un estado de toxemia?[109] Regular el consumo de los prótidos, evitando los que contienen más purinas, es una de las primeras soluciones. De forma paralela, hay que proceder a la aplicación de ciertos «gestos de protección» para no acumular estos residuos tóxicos que, a la larga, deterioran el organismo y hacen que envejezca de manera prematura.

En efecto, es evidente que un organismo fatigado responde con dificultades a sus obligaciones de mantenimiento del estado de salud.

Además, cuanto más se avanza en edad, menos purinas hay que acumular, sobre todo cuando los riñones y el corazón están debilitados.

Tabla de las purinas contenidas en algunos alimentos

Té 2800	Buey 185	Guisantes 71	Judías 45
Café 1169	Trucha 147	Levadura 70	Pan integral 37
Molleja de	Lentejas 142	Jamón 66	Coliflor 21
ternera 1050	Lenguado 130	Salmón 63	Champiñón 18
Chocolate 820	Cerdo 108	Bogavante 58	Lechuga 9
Sardina 315	Liebre 100	Queso 58	Zanahoria 5
Bacalao 285	Gallina 87	Espinacas 52	Patata 3
Hígado de		Espárrago 50	Leche de vaca 0,4
ternera 244			

---

109. Estado de autointoxicación pronunciada.

Consejos de protección

Si la toxemia es grave, deje de consumir prótidos durante algún tiempo hasta equilibrar el pH urinario a 7.

Después de la comida, camine para oxigenar la digestión.

Respire hondo, hábito que descongestiona el hígado.

Tome con frecuencia baños templados a los que añadirá una decocción de romero.

Beba un vaso de agua caliente por la mañana en ayunas con el zumo de medio limón y beba otro antes de irse a la cama.

Al acostarse, póngase una compresa o una bolsa de agua caliente sobre el lado del hígado.

SEMILLAS OLEAGINOSAS O FRUTOS SECOS

Tan ricas en prótidos como en lípidos, estas semillas, de las que se puede extraer aceite, frescas, secas, trituradas, en puré, confitadas, asadas en seco o saladas,[110] suponen un gran recurso nutritivo. Para colmar algunas de sus deficiencias en aminoácidos, se recomienda combinarlas con cereales, legumbres, productos lácteos o fruta seca. Las semillas oleaginosas son ricas en magnesio, que interviene en la transmisión de la información a nivel del sistema nervioso, pero debe evitarse su consumo en exceso en caso de hígado y vesícula biliar perezosos, ya que son unos alimentos

---

110. Deben evitarse sobre todo en caso de hipertensión, pues esta sal suele ser refinada y, por lo tanto, perniciosa.

bastante grasos. Las almendras, los cacahuetes, las nueces, las avellanas, los pistachos y los piñones son algunos de los frutos secos más consumidos.

Huevos y productos lácteos

Estos alimentos de origen animal, excelentes fuentes de proteínas de alto valor biológico, compensan los alimentos vegetales. Pueden tomarse solos o integrados en diversos guisos. Los productos lácteos aligerados en materias grasas, y en particular los quesos, tienen una densidad proteica aumentada, un contenido de ácidos grasos saturados disminuido y un valor energético atenuado. El huevo, aunque suministra proteínas completas, debe ser consumido con precaución por las personas sensibles a sus componentes.[III]

Pero cuidado con la lactosa

La lactosa, azúcar contenido en la leche, puede ser irritante para algunos intestinos y provocar reacciones de intolerancia bastante frecuentes y poco conocidas. La intolerancia a la lactosa, raramente de origen hereditario debido a un déficit congénito de lactasa, puede aparecer hacia la edad de 5 años por una disminución o una desaparición de la actividad lactásica. No obstante, este déficit no conlleva de forma automática una exclusión definitiva de la leche si el orga-

---

III. Verificar con la tabla de raciones de cada grupo.

nismo acepta pequeñas cantidades (menos de un cuarto de litro). La intolerancia a la lactosa también puede ser transitoria, relacionada con una afección digestiva, una diarrea aguda, infecciosa, que sana a la vez que el problema digestivo. Varios días sin consumir leche suelen bastar para calmar estas afecciones.

La tolerancia o la alergia del organismo a la lactosa se confirma tras la supresión de los productos lácteos en todas sus formas durante tres semanas, acompañada de una atenta observación del desarrollo digestivo y de la evolución del estado general. En caso de intolerancia total a la lactosa, las necesidades de calcio pueden satisfacerse gracias a los cereales integrales, los frutos secos, la verdura y la fruta frescas, etc.

FRUTA SECA

Debido a su deshidratación, esta fruta[112] experimenta una elevación de su nivel de nutrientes y minerales (potasio, calcio, hierro), así como de su nivel de proteínas.

SUPLEMENTOS ALIMENTICIOS

El *polen*,[113] a ser posible fresco, ofrece una riqueza excepcional de proteínas, así como vitaminas, minerales, enzimas...

---

112. La fruta seca es un poco más pobre en vitamina C que la fruta fresca.
113. Atención. Dado que las alergias al polen son graves, conviene empezar «probando» con 2 o 3 granos de polen para asegurarse de que su organismo acepta este producto.

Las *algas* presentan contenidos de proteínas muy variables. Sin embargo, su gran riqueza en vitaminas, oligoelementos, minerales y enzimas las convierte en un alimento indispensable en una diera equilibrada. Concentrados de agua de mar, estimulan las glándulas endocrinas para eliminar las toxinas, activan la circulación sanguínea y previenen el estancamiento de líquidos inútiles. Las laminarias[114] y el *fucus vesiculosus*[115] resultan muy interesantes en caso de sobrepeso.

Las *semillas germinadas* potencian las propiedades de vitaminas, minerales y enzimas. Son ricas en proteínas, están cargadas de principios activos y proporcionan al organismo beneficios nutritivos de los que no debemos privarnos. Cereales, legumbres, oleaginosos, umbelíferas[116] y crucíferas[117] forman parte de las semillas germinadas que deben consumirse.

La *leche desnatada en polvo*, a ser posible de cabra, es un suplemento de calidad de alto valor biológico.

Combinaciones con proteínas vegetales completas

Cereales y legumbres:
— arroz + lentejas;
— arroz + tofu;
— cereales + algas;

---

114. En decocción en el baño.
115. En infusión, cataplasma, en el baño... No obstante, debe evitarse en caso de trastornos de la tiroides, sobre todo hipertiroidismo, y nerviosismo excesivo.
116. Zzanahoria, apio, hinojo...
117. Rábano, nabo, mostaza, ciertas coles...

— cereales + bebida de soja;
— cereales + judías verdes, o guisantes, o col, o champiñones;
— cuscús + garbanzos;
— espaguetis[118] + lentejas o habas rojas.

Cereales y productos lácteos:[119]
— cereales + leche;
— pasta + legumbres + queso.

Legumbres y semillas oleaginosas:
— lentejas + arroz + legumbres + semillas oleaginosas.

Atención a las posibles carencias

En caso de que decida evitar los productos cárnicos o reducir su consumo, es importante prevenir las carencias de:

Vitamina B12. Necesaria para el funcionamiento cerebral y la producción de mielina, sustancia que aísla los nervios; su necesidad aumenta en periodos de estrés. La contiene el pescado, el marisco, la yema de huevo, las verduras, los productos lácteos, las judías secas, los

---

118. *a*) Para los grupos O y A, a base de trigo kamut a ser posible. *b*) Para los grupos A, B y AB, a base de espelta a ser posible (tipo de trigo). *c*) Para todos los grupos a base de quinoa (tipo de cereal). El grupo O debe prestar una atención especial a no consumir ningún producto que contenga trigo, maíz o derivados. Estos alimentos se hallan entre los más nocivos para este grupo y entre los que más engordan. Los productos indicados más arriba se hallan en las tiendas de dietética.
119. Cabra u oveja a ser posible.

guisantes, los cereales integrales, las semillas germinadas, las algas (espirulina)…

Vitamina D. Es proporcionada sobre todo por los rayos ultravioletas (UVB) del sol y se sintetiza en las capas profundas de la piel. Tres semanas de exposición del cuerpo entero al sol cubren las necesidades de vitamina D durante casi 6 meses. De 15 a 30 minutos de exposición al sol del rostro, los brazos o las manos cubren las necesidades inmediatas de vitamina D. La aportación alimentaria es secundaria y se halla en los extractos de aceites de pescado, el pescado azul, los huevos, algunos productos lácteos (mantequilla, leche…), cacao, algas marinas y germen de trigo.

Zinc. Es primordial para el buen funcionamiento del sistema inmunitario, el metabolismo de las grasas y de algunos procesos enzimáticos. Son buenas fuentes de este metal el pescado, el marisco, las ostras (en particular), la yema de huevo, la avena, el trigo, el germen de trigo, la harina integral, las algas marinas, el polen, las lentejas, la soja, las nueces, las almendras, las avellanas, el ajo, la remolacha, la zanahoria, la col, las espinacas, el melocotón, la naranja, el tomate…

Proteínas vegetales y Cura 4Sincro

Estas combinaciones alimentarias pueden introducirse durante la Cura 4Sincro (1, 2, 3) respetando la categoría y las raciones de los alimentos aconsejados para cada grupo sanguíneo. Además, se recomienda mantener los porcentajes estabilizadores establecidos equilibrando estas combinaciones y teniendo en cuenta que algunas de ellas asocian a veces dos alimentos del mismo tipo. En tal caso pueden reducirse las raciones de cada uno de ellos, acompañadas de verduras y siempre bien masticadas. Estas combinaciones deben consumirse a ser posible en el desayuno o la comida.

50/50

Los resultados obtenidos con la introducción de una cantidad más o menos grande de alimentos crudos en la alimentación diaria son globalmente positivos para el estado de salud. Los propios científicos coinciden en recomendar la incorporación de alimentos crudos en todas las comidas. Nadie niega que el alimento crudo esté vivo, mientras que el alimento cocido, al experimentar una transformación química durante su cocción, ve sus componentes vitamínicos o enzimáticos alterados o destruidos. Por otra parte, el agua de cocción se lleva, si no se consume,[120] el 70 % de los minerales. Además, el alimento cocido, más propenso a la proliferación de bacterias y microbios que el crudo, provoca una leucocitosis que, al estimular con demasiada frecuencia el sistema inmunitario, puede debilitarlo.

Aunque el consumo de alimentos crudos esté ya anclado en nuestra alimentación cotidiana, citemos el *steak tartare* y el huevo crudo, las ostras, el pescado, la fruta, la verdura… Sería muy saludable alcanzar un porcentaje equilibrado de un 50 % de alimentos crudos[121] y un 50 % de alimentos cocidos. El aumento de las aportaciones de crudos en caso de intestino delicado y sensible debe ser progresivo, a fin de prepararlo para esta nueva dieta. Los alimentos crudos, ricos

---

120. Consumir sólo el agua de cocción de alimentos de origen biológico, exentos de productos químicos. Lavar con mucho cuidado los alimentos crudos antes de consumirlos.
121. Porcentaje que puede aumentarse en función de los gustos, necesidades y tolerancias intestinales de cada cual.

en enzimas naturales, facilitan su absorción. La lipasa vegetal es una enzima que tiene la facultad de penetrar en los depósitos de grasa, los fragmenta en pequeños elementos mucho más fáciles de eliminar. Esta propiedad resulta muy interesante en los casos de sobrecarga ponderal y de obesidad en particular. En efecto, numerosos desequilibrios del estado de salud provienen de las grasas estancadas[122] o duras que forman depósitos inertes. Estos tapones de grasa obstruyen peligrosamente las paredes de los vasos y arterias provocando las enfermedades ya citadas, demasiado conocidas. En cuanto a las grasas circulantes o fluidas, son utilizadas por el organismo y se eliminan a medida que van sobrando.

Los argumentos a favor de una alimentación rica en vegetales son indiscutibles. El consumo de verdura, de un gran valor nutritivo, constituye un enfoque idóneo para garantizar el control del peso y reducir la incidencia de las patologías relacionadas con la hipertensión y con los riesgos de accidentes vasculares. Por su elevada aportación de vitaminas, minerales, antioxidantes y enzimas, cuando se consumen crudos, y su baja densidad energética, los productos vegetales cumplen una función de protección esencial para el organismo. Su fibra, indispensable para el buen funcionamiento del colon, permite reducir la aportación de alimentos de gran densidad calórica, como los lípidos y los glúcidos, que, en exceso, favorecen la sobrecarga ponderal. Probar una nueva verdura por semana o por mes, en su estado más natural, favoreciendo las

---

122. Resultado en la mayoría de los casos de las grasas hidrogenadas.

de colores más vivos por sus flavonoides, contribuye a enriquecer la aportación de vitalidad que requiere el organismo para cumplir sus numerosas tareas.

LAS ENZIMAS ALIMENTARIAS

Moléculas proteicas complejas, catalizadores bioquímicos, valiosas ayudas para el sistema digestivo, las enzimas favorecen y estimulan la digestión, así como una buena asimilación de los alimentos, cuyas reacciones químicas facilitan y aceleran. Son frágiles y se desnaturalizan con facilidad.

La acción enzimática es específica de cada alimento. Proteínas, lípidos y glúcidos exigen una enzima concreta para digerirse. Las enzimas, endógenas, cuando las proporciona el sistema digestivo, o exógenas, cuando provienen del exterior a través de fruta y vegetales crudos entre otros, son esenciales para la elaboración de un proceso digestivo óptimo.

Nota. Algunas sustancias no se someten a la acción de las enzimas ya que se absorben directamente en el intestino delgado y el estómago; es el caso del agua, la glucosa, las sales minerales, las vitaminas y el alcohol (de ahí viene su peligro, pues penetra directamente en la sangre).

Alimentos ricos en enzimas naturales

Proteínas	Fruta y verdura	Cereales	Lácteos fermentados	Algas
Crudas[a]	Piña	Germinados	Chucrut	Chlorelle
Vaca	Aguacate		Kéfir	Espirulina
Pescado	Plátano		Yogur	
Huevo	Higo fresco			
	Kiwi			
	Papaya			
	La mayoría de verduras y frutas crudas			

a. Es arriesgado consumir estos alimentos crudos si no se conocen su origen y su frescor.

Disposiciones alimentarias

Deben respetarse algunas medidas complementarias para conservar el máximo de vitalidad del alimento:

• Escoger la fruta y la verdura brillantes y firmes.
• Consumirlas enseguida después de la compra.
• Si debe (quiere) conservarlas, evite embalarlas en bolsas de plástico, y sobre todo dejarlas en ellas; escoja mejor bolsas de papel o paños de algodón.
• Lavarlas bien pero no dejarlas en remojo.
• Evitar pelarlas y optar por rasparlas. Esto permite conservar la fibra, las vitaminas y los minerales de las frutas y verduras.
• Cortar en trozos grandes las verduras que se vayan a cocer y justo antes de su cocción, pues todo contacto con el agua y el aire aumenta las pérdidas nutricionales del alimento.
• Escoger cocciones rápidas o al vapor.

• Evitar las frituras.

• Aromatizar con finas hierbas y especias, que tienen una apreciable aportación nutricional.

• Conservar las semillas oleaginosas en un lugar oscuro y fresco.

• Cerrar bien las botellas de los aceites (sobre todo poliinsaturados) y conservarlas en el frigorífico para evitar que su contenido se enrancie por efecto de la luz, el aire y el calor.

Grasas «amigas» y grasas «enemigas»

Lípidos, grasas y ácidos grasos

Las materias grasas constituyen un nutriente importante que responde a numerosas necesidades del organismo, tales como: proporcionar energía, contribuir a la regulación de la temperatura corporal, a la fertilidad, proveer de ácidos grasos esenciales, permitir la absorción de las vitaminas A, D, E y K, procurar la sensación de saciedad, etc. Las grasas desempeñan una función protectora en nuestros órganos internos, y algunas son esenciales para la formación y síntesis de las hormonas. Sin embargo, el consumo inadecuado de lípidos, por exceso o insuficiencia, provoca con frecuencia trastornos, algunos de ellos importantes.

Composición de las grasas

Los aceites y grasas vegetales están compuestos sobre todo por ácidos grasos en forma de triglicéridos y fosfolípidos obtenidos durante la digestión. Sus respectivas características y acciones son las siguientes:

1. Los *triglicéridos* tienen una función esencialmente energética.

2. Los *fosfolípidos* aseguran la fluidez de las membranas celulares y ayudan a mantener el equilibrio entre los intercambios externos e internos de la célula.

Los ácidos grasos, no utilizados para una u otra de estas dos actividades, se almacenan y forman a la larga, si no se toman precauciones, temibles acumulaciones de grasa.

Distinción de las grasas

De forma resumida, los lípidos se dividen en dos grupos, los ácidos grasos saturados y los ácidos grasos insaturados, según el número de átomos de hidrógeno que los constituyen. Cuanto más importante es el número de estos átomos, más saturado es el ácido graso. Todas las grasas (sólidas o líquidas) contienen a la vez grasas saturadas e insaturadas en un porcentaje que las clasifica en categorías diferentes. Cabe distinguir:

I. Los *ácidos grasos saturados* (AGS), que son sintetizados por el organismo. Estos ácidos grasos, por lo general de origen animal, tienen una consistencia sólida a temperatura ambiente. No obstante, algunos aceites vegetales, como los de coco y palma, encierran un gran porcentaje de ácidos grasos saturados. Estos AGS son constituyentes importantes de las membranas celulares.

2. Los *ácidos grasos insaturados* (AGI), que se dividen en ácidos grasos monoinsaturados y ácidos grasos poliinsaturados.
a) Los ácidos grasos *monoinsaturados* (AGMI) son sintetizados por el organismo. Estos ácidos gra-

sos, de origen vegetal, son semilíquidos en el frigorífico y líquidos a temperatura ambiente. Soportan el calor y pueden utilizarse para la cocción. Se consideran «grasas buenas» y ejercen un efecto beneficioso en la función cardiovascular.

b) Los ácidos grasos *poliinsaturados* (AGPI), algunos de los cuales son imprescindibles para el buen funcionamiento este, no pueden ser sintetizados por el organismo. Líquidos en frío y a temperatura ambiente, muy delicados de usar, se oxidan enseguida y nunca deben calentarse si se quieren preservar sus valiosos y frágiles ácidos grasos. Entre los AGPI, cabe destacar los ácidos grasos esenciales (AGE) Omega-3 y Omega-6, que, al no ser producidos por el organismo, o al menos serlo en cantidad insuficiente, deben aportarse necesariamente a través de nuestra alimentación. Sus efectos ejercen una influencia importante en la función cardiovascular y sobre todo en el sistema nervioso.

Es necesario consumir materias grasas variadas, moderadas y equilibradas, lo que según los estudios vigentes es una buena prevención contra las enfermedades cardiovasculares y la hipertensión, que afectan a gran parte de las personas con sobrepeso. Su porcentaje podría ser: un 25 % de ácidos grasos saturados, un 50 % de monoinsaturados y un 25 % de poliinsaturados. No obstante, las grasas saturadas (AGS) deben consumirse con precaución, como hemos visto antes.

En cuanto a la variedad de aceites, más adelante se indican algunas precisiones acerca de ellos.

Fuentes naturales de AGS

Grasas animales[a] a consumir con prudencia	Grasas vegetales a evitar en general	Productos industriales a evitar absolutamente
Mantequilla	Aceite de cacahuete	Biscotes
Chuleta de buey	Aceite de coco o palma	Galletas industriales
Nata	Margarina	Caramelos
Foie-gras	Coco	Crackers
Quesos grasos		Bizcochos de soletilla
Grasa de las carnes		Helados
Leche entera		Cremas de postre
Lengua (buey, ternera)		Masa de tarta
Carne grasa roja		Pastelería
		Platos industriales rebozados
		Patatas fritas en bolsa
		Sopas deshidratadas
		Preparación de cereales
		Dulces
		Bollería…

a. Aunque son necesarias para el funcionamiento del organismo, las grasas animales deben consumirse siempre con prudencia, y la mayoría de ellas de forma ocasional (2 o 3 veces al mes). La mantequilla, la nata y la leche entera pueden consumirse más a menudo, pero siempre según el grupo sanguíneo.
Nota. En esta tabla no se menciona ningún producto procedente del cerdo y sus derivados, como jamón, salchichas, salchichón, tocino, manteca, etc., ya que contienen una grasa nociva para todos los grupos sanguíneos.

Nota importante. La mayoría de los productos industriales contienen grasas, o bien hidrogenadas, o bien semihidrogenadas, llamadas: ácidos grasos trans o AGT.

Estos AGT son grasas que han experimentado un proceso de fijación de hidrógeno o hidrogenación para estabilizarlas y hacerlas utilizables por parte de la industria agroalimentaria sin riesgo de oxidación. Este procedimiento industrial de estabilización modifica la configuración de las moléculas de ácidos grasos insa-

214

turados endureciéndolas de modo artificial, cosa que desnaturaliza sus componentes haciéndolos inasimilables por el organismo, que no puede fluidificarlos. Así, debido a su excesiva saturación, estas grasas antinaturales no pueden ser asimiladas por el organismo, que no tiene otra salida que acumularlas. Por consiguiente, la ingestión cotidiana de grasas hidrogenadas provoca una acumulación masiva de grasas duras imposibles de digerir, que inexorablemente desemboca en temibles problemas de salud, uno de cuyos ejemplos es la obesidad, al igual que el exceso de colesterol, los trastornos cardiovasculares, la obstrucción y rigidez de las arterias, la inflamación de los intestinos, la propensión a la diabetes no insulinodependiente, etc. Se recomienda leer con atención las etiquetas y no consumir ningún producto que contenga «grasas vegetales hidrogenadas», «materias grasas vegetales hidrogenadas», «semihidrogenadas», «parcialmente hidrogenadas», «aceite vegetal hidrogenado», etc., así como dejar todos estos productos «venenosos» en su estantería y huir de las grasas hidrogenadas como de la peste; se juega la buena condición de su estado de salud.

Fuentes naturales de AGMI

Grasas vegetales	Grasas animales[b]
Aguacate	Confit de pato
Aceitunas	Grasa de oca
	Grasa de pollo
Aceites[a]	
Almendras	
Cacahuetes	
Aguacate	
Colza	
Nueces	
Avellanas	
Aceitunas	
Sésamo	
Semillas oleaginosas	
Almendras	
Cacahuetes	
Avellanas	
Nueces	
Nueces de cajú	
Nueces pacanas	
Nueces de Macadamia	
Piñones	
Pistachos	

a. Delicados, se deben conservar en lugar fresco una vez abierto el frasco.
b. Para consumir sin excesos.

Fuentes naturales de AGPI

Fuentes vegetales	Fuentes animales
Aceites[a]	**Pescado azul:** boquerón, fletán,
Cártamo	bacalao, caballa, sardina, salmón,
Colza	trucha, atún.
Germen de trigo	
Nueces	Aceite de pescado
Pepitas de uva	
Soja	Si el pescado es de piscifactoría, su
Girasol	valor nutritivo depende de su
	alimentación.

a. Estos aceites se oxidan con gran facilidad. Deben comprarse en pequeñas cantidades, conservarse en lugar fresco y consumirse en poco tiempo.

Resumen de los aceites utilizables según los grupos sanguíneos

Los aceites, ingredientes cotidianos que entran en la composición de numerosos platos, tienen propiedades específicas que conviene aprovechar variando su consumo. Sin embargo, su utilización debe ser objeto de una selección muy rigurosa en función de los grupos sanguíneos. Por otra parte, debe respetarse su fecha de caducidad, ya que cada aceite tiene un tiempo de conservación que le es propio. Los más frágiles, como el aceite de linaza y el de germen de trigo, mantienen sus propiedades entre uno o dos meses desde que se abre el frasco; los de nuez y girasol, entre 6 y 9 meses; el aceite de oliva, durante un año aproximadamente. Los aceites de calidad suelen embotellarse en vidrio tintado.

Tipos de aceite

A base de pepitas: uva, grosella negra, frambuesa… Estos aceites, en general refinados, han perdido la mayoría de sus compuestos antioxidantes, como la vitamina E y sus ácidos grasos esenciales.
Cacahuete: debe ser evitado por todos los grupos salvo los AB.
Cártamo: debe ser evitado por todos los grupos salvo, de forma ocasional, el A. Por ello, es preferible no utilizar este aceite.
Colza: debe ser completamente evitado por el grupo B. El grupo O puede consumir 1 cucharada sopera

2 veces al mes; los grupos A y AB, 1 cucharada sopera por semana.

Germen de trigo: debe ser evitado por el grupo O.

Nuez:[123] beneficioso o neutro para todos los grupos sanguíneos.

Oliva: beneficioso para todos los grupos sanguíneos; conservar como base lipídica.

Sésamo: debe ser evitado por los grupos B y AB. Neutro para los grupos O y A.

Soja: debe ser evitado por los grupos O, B y AB. Neutro para el grupo A.

Girasol: debe ser evitado por los grupos O, B, AB. Neutro para el grupo A.

Dadas las numerosas incompatibilidades de los aceites con ciertos grupos sanguíneos se recomienda no consumir ninguna preparación industrial presentada con «aceites vegetales».[124]

---

123. Aceite de nuez: para conservar todas sus propiedades este aceite no debe haberse calentado a más de 40° y debe ser biológico a ser posible.
124. Evitar en lo posible el consumo de productos alimenticios «preparados» cuyo contenido de sal, azúcar y otros componentes se desconozca.

Fuentes naturales de AGE: Omega-3 y Omega-6

Omega-3A y Omega-3V	Omega-6
Omega-3A (origen animal)	**Aceites**[a]
	Borraja
Pescado azul y aceites de pescado	Cártamo
preferentemente de los mares fríos:	Colza
Boquerón	Oliva
Pez espada	Onagra
Esturión	Pepitas de grosella negra
Fletán	Pepitas de uva
Bacalao	Sésamo
Arenque del Pacífico	Soja
Caballa del Atlántico	Girasol
Sardina	Espirulina
Salmón salvaje del Atlántico	
Atún	
Trucha salvaje	**Semillas**
	Cáñamo
Omega-3V (origen vegetal)	Nuez
	Sésamo
Aceites[a]	Girasol
Canola[b]	
Colza	
Pipas de calabaza	
Semillas de lino	
Nuez	
Oliva	
Pepitas de grosella negra	
Soja	
Verduras	
Hierbas	
Lechugas	
Pipas de calabaza	
Semillas de cáñamo	
Semillas de lino	
Tofu	

a. Estos aceites deben tratarse con grandes precauciones para no perder sus valiosas cualidades nutritivas. Hay que conservarlos en un lugar fresco después de abrir el frasco. Dada su fragilidad, hay que evitar calentarlos a alta temperatura.
b. Tipo de colza.

La cantidad diaria recomendada[125] de Omega-3V y Omega-3A se sitúa entre 1,3 y 2 g, que equivale a:

— Omega-3V: 2 cucharadas de postre (10 ml) de semillas de lino machacadas, media taza (60 ml) de nueces, 1 cucharada y media (22 ml) de aceite de soja...

— Omega-3A: 50 g de caballa del Atlántico, 70 g de salmón del Atlántico de piscifactoría, 65 g de atún blanco en conserva, 90 g de salmón rosa o rojo en conserva, 80 g de arenque del Atlántico o del Pacífico, 90 g de sardinas en conserva, 120 g de atún blanco...

¿Quién es quién?

Resumamos brevemente algunos de los alimentos que contienen grasas «amigas» y los provistos de grasas «enemigas».

Grasas «amigas»

El aceite de oliva tiene una interesante relación Omega-3/Omega-6.[126]

---

125. Fuente: USDA National Nutrient Database for Standard Reference. Nota. Para verificar el frescor de un suplemento de aceite de pescado hay que oler el producto; si tiene un olor de pescado desagradable, es que el aceite puede estar rancio; en ese caso, no debe consumirse.
126. La relación Omega-3/Omega-6 debería estar en la proporción de: 3 a 5 veces más de Omega-6 que de Omega-3. Conviene evitar los excesos de Omega-6 que impiden una utilización óptima de los Omega-3.

Las semillas oleaginosas naturales (no tostadas y no saladas) contienen una grasa de calidad. Son alimentos completos gracias a su contenido de glúcidos, proteínas, fibra, vitaminas y minerales. Destaquemos entre estas semillas las nueces, ricas en elementos nutritivos muy interesantes, que resultan beneficiosas para todos los grupos sanguíneos.

El aguacate[127] se cuenta entre los alimentos provistos de grasas «amigas».

El pescado[128] y el marisco, por su parte, poseen grasas ricas en AGE.

Las grasas monoinsaturadas forman parte de las grasas buenas.

Grasas «enemigas»

No hay que freír el pescado ya que su grasa pierde parte de sus propiedades beneficiosas.

Los cuerpos grasos calentados son nocivos y no deben consumirse. Ello se refiere a las desastrosas grasas hidrogenadas (de nuevo), las margarinas, los aceites refinados...

Cuidado con las grasas, más o menos ocultas, en los platos preparados ricos en salsa, las patatas fritas, los biscotes, los pescados rebozados, las carnes grasas, los quesos, la pastelería, la bollería, los embutidos, las cremas de postre, los helados, los productos lácteos con leche entera o enriquecidos con nata...

---

127. Sólo para el grupo A.
128. En especial, pescado azul de los mares fríos. Véase página 219.

Hay que evitar las carnes y pescados hechos a la barbacoa. La grasa de los alimentos, al caer directamente sobre el carbón de leña, se mezcla con el humo y desprende un producto cancerígeno, el benzopireno. En cuanto a la barbacoa de gas o eléctrica, si no se limpia bien, la cocción del alimento resulta nefasta, pues las «viejas» grasas calentadas desprenden un humo tóxico que impregna el alimento «nuevo». Para evitar que este tipo de cocción sea perjudicial, conviene interponer una placa metálica entre la fuente de calor y el alimento para evitar contactos entre ellos.

Los ácidos grasos, y en particular los AGE, desencadenan en el organismo, con la ayuda de varias enzimas, una serie de reacciones químicas que ayudan al cuerpo a fabricar sustancias esenciales para su funcionamiento. Sus acciones más importantes son las siguientes:

— efecto hipocolesterolemiante[129] (AGPI);
— protección y flexibilización de las membranas celulares;
— refuerzo del sistema inmunitario (AGE);
— acción antiinflamatoria (AGE);
— fluidificación de la coagulación sanguínea;
— ayuda para la fabricación de las hormonas sexuales;
— transporte de las vitaminas liposolubles;
— regulación de la presión arterial (AGE);
— normalización de la asimilación de los lípidos;
— alivio de los problemas cutáneos: eccema, aspecto escamoso (piel rugosa, descamada);

_____

129. Disminución de una hiperlipidemia. Véase página 37.

— incidencia favorable en el sistema cardiovascular, el
sistema hormonal, la circulación sanguínea y la
elasticidad de los vasos (AGE);
— protección contra ciertos trastornos de la reproducción (esterilidad);
— disminución de los problemas de deshidratación,
etcétera.

DE LO MÁS PESADO A LO MÁS LIGERO

La fruta, repleta de agua, es a la vez hidratante y diurética. Elimina con eficacia los residuos y las toxinas, es un laxante ligero e influye en la flora intestinal gracias a la celulosa y la pectina que posee. Sus minerales y vitaminas tonifican y remineralizan el organismo. Su azúcar, la fructosa, se asimila con facilidad. La fruta, con una aportación calórica bastante baja, es una apreciable aliada en periodos de sobrepeso. No obstante, a pesar de sus evidentes cualidades, es un alimento rico en azúcares rápidos del que no hay que abusar.[130]

Entre las frutas más apropiadas para reforzar la pérdida de peso y que son compatibles con todos los grupos sanguíneos, figuran la manzana, la pera y la uva, en todas sus variedades.

La manzana

Con su 85 % de agua, la manzana es un fruto muy útil para rehidratar el organismo.

Sus cualidades diuréticas facilitan la eliminación de las toxinas.

Es rica en fructosa y en glúcidos asimilables lentamente por el organismo, así como en vitamina C, contenida en la parte externa de la pulpa y en la piel; estimula las defensas del organismo.

---

130. No deje de verificar las raciones de fruta, así como el ritmo semanal de tomas recomendadas según su grupo sanguíneo.

Su elevado contenido de vitaminas B_1,[131] B_2,[132] B_5,[133] B_6,[134] B_9, provitamina A (caroteno), vitamina E,[135] sales minerales, oligoelementos como potasio, fósforo, calcio, magnesio, azufre, hierro, zinc, cobre, manganeso, boro y selenio, interviene en el metabolismo celular.

Su bajo contenido de sodio y su riqueza en potasio la convierten en un arma útil para luchar contra la hipertensión.

La pera

Su elevado porcentaje de agua (del 83 al 87 %) le proporciona unas cualidades diuréticas y de desintoxicación similares a las de la manzana. Sus glúcidos (un 12 % de promedio), entre los que destaca la fructosa, se asimilan despacio por parte del organismo y dan energía sin suscitar ataques de hambre.

Dado que su contenido de vitamina C es bastante escaso, conviene bañarla con unas gotas de limón nada más pelarla para enriquecerla con esta vitamina y evitar una rápida oxidación de la pulpa.

Su contenido en sales minerales (potasio, fósforo, magnesio, calcio, hierro, etc.) es interesante. Al no contener sodio, la pera resulta bastante indicada en los casos de régimen sin sal.

---

131. Imprescindible para el buen funcionamiento del sistema nervioso y muscular.
132. Mejora la calidad de los tejidos y el funcionamiento de las células.
133. Participa en la utilización de los azúcares y grasas.
134. Imprescindible para el metabolismo de las proteínas. Es la vitamina clave de los mecanismos vitales.
135. Antioxidante, protege los tejidos del organismo del envejecimiento.

Su piel contiene flavonoides, que son poderosos antioxidantes.

La pera, excelente fuente de fibra alimentaria, soluble e insoluble, regula el tránsito intestinal y previene las enfermedades cardiovasculares.

Su acción es alcalinizante.

No obstante, hay que tomar una precaución con la pera. Su elevado contenido de azúcares puede provocar el síndrome del colon irritable, que se manifiesta con hinchazón, gases y dolores abdominales. Ante todo, debe verificar si esta fruta le conviene. Para ello, consúmala en pequeñas cantidades hasta ajustar la ración que acepte su organismo.

La uva

Su pulpa contiene un 75 % de agua, la que lo convierte en un depurador orgánico y un diurético natural muy interesante.

Es descongestiva y un estimulante hepático; debe tenerse en cuenta su poder desintoxicante y laxante.

Es rica en minerales, entre los que se incluyen el potasio (62 %), el manganeso, el calcio, el bromo, el magnesio, el sodio, el sílice y el yodo, por lo que combate la desmineralización.

Su contenido de vitaminas A, B_1, B_2 es importante, y también, aunque menos, de vitamina C.

Sus azúcares, glucosa y levulosa, son como «elementos de la sangre normal».

Su zumo, considerado una «leche vegetal», es asimilable de forma directa.

Todas sus propiedades son saludables en caso de obesidad, trastornos digestivos e hipertensión. No obstante, como el valor calórico de la uva es bastante importante, resulta prudente consumirla sin excesos.

El contenido de potasio de estas tres frutas es muy elevado; se trata de un elemento que cumple una función beneficiosa en:

— el equilibrio del agua que hay en los tejidos orgánicos;
— la retención de agua, sobre todo en caso de obesidad;
— la estimulación de los movimientos intestinales;
— la tonicidad cardiaca y muscular;
— la buena oxigenación del cerebro;
— el equilibrio ácido-básico;
— la transmisión de los impulsos nerviosos;
— la eficacia de los reflejos;
— la activación de la diuresis;
— el sueño…

También se encuentra potasio en el plátano, el dátil, la almendra, la avellana, el trigo, el arroz, la patata, la col, el puerro, el polen…

ANTES DE IRSE A SOÑAR...

Si tenemos en cuenta que el sueño es un elemento vital para el mantenimiento de un estado de salud equilibrado, es importante poner remedio lo antes posible a los factores que lo perturban. Los motivos del insomnio tienen su raíz en el exceso de trabajo, el estrés, la tensión nerviosa, la hiperactividad, la ansiedad, los conflictos, el sedentarismo, el tabaco, el alcohol, el sobreesfuerzo metabólico, algunas carencias alimentarias, etc. Los efectos de estas causas conllevan insomnios ocasionales, transitorios o crónicos, que alteran la calidad de un sueño reparador, así como la calidad de vida. Según algunos datos científicos, la falta de sueño y el exceso de estrés pueden inducir cambios hormonales que influirían en el aumento de peso. Se aconsejan remedios de todas clases para resolver el insomnio, de los más rigurosos a los más suaves, de los más químicos a los más naturales. Sin embargo, a veces la simple elección de «alimentos de noche» ayuda a corregir o al menos a prevenir el desarrollo de esta dificultad nocturna. Algunas indicaciones al respecto ayudarán a circunscribir el insomnio desde sus primeras manifestaciones consumiendo en la cena alimentos sedantes y no excitantes. Veamos algunos de ellos.

Alimentos sedantes	Alimentos excitantes [a]
Aguacate	Alcohol
Apio	Espárrago
Cereza	Alcachofa
Col	Café
Limón	Embutidos
Calabaza	Chocolate
Escalonia	Especias
Endibia	Espinacas
Fresa	Marisco
Judía verde	Azúcar
Lechuga	Tabaco
Milamores	Té
Aceituna	Tomate
Perejil	Carne
Pera	
Puerro	**Alimentos industriales**
Manzana	Conservas
Ciruela	Exceso de sal
Uva	Harina blanca
Escarola	Grasas hidrogenadas
	Aceites calentados
Infusiones sedantes	Pastelería
según el origen del trastorno:	Refrescos
	Dulces
Digestivo	
Anís estrellado	
Melisa	
Menta piperita	
Hepático	
Alcachofa	
Cardo mariano	
Diente de león	

a. No confundir excitante y estimulante. La diferencia reside en el tipo de energía gastada.
— los alimentos excitantes queman la energía del organismo, en general agotando las suprarrenales;
— los alimentos estimulantes aportan al organismo elementos vitales (minerales, vitaminas) que necesita para funcionar bien.

(continuación)

Alimentos sedantes	Alimentos excitantes
Nervioso	**Consumir preferiblemente**
Aspérula olorosa	**por la mañana**
Espino blanco (flores)	Eleuterococo
Pasiflora (flores, capullos, hojas)	Ginseng
Valeriana	Vitamina B_{12}
	Vitamina C
Varios	Vitamina D
Anís verde	
Lúpulo	
Espliego	
Nenúfar (flores y raíces)	
Azahar	
Tila	
Minerales[a]	
Calcio	
Magnesio	
Fósforo	
Potasio	
Vitamina B6[b] sola o + zinc	
Un vaso de agua caliente antes de acostarse	

a. Hay que evitar las deficiencias de estos minerales, que cumplen una función importante para prevenir el insomnio y los desequilibrios nerviosos. Se encuentra fósforo en la lecitina de soja y la lechaza de pescado.
b. Vitamina B6: desempeña una función importante en el metabolismo de las grasas y los aminoácidos. Los vegetales verdes, la soja, la patata, la yema de huevo, el polen, el rábano, las verduras de ensalada, el tomate, etc., están provistos de ella.

UN MANOJO DE CLAVES

Para desengancharse aún más de los hábitos que favorecen el aumento de peso, deberían ayudarle las pocas recomendaciones adicionales siguientes:

• No fijarse objetivos irrealizables.
• Hacer las compras con una lista precisa y a ser posible sin tener hambre.
• Beber el agua suficiente durante el día para eliminar las toxinas, aproximadamente 1,5 l.
• En caso de hambre «extra», beber agua a pequeños sorbos.
• Leer con atención las etiquetas de los alimentos y escoger sólo los productos que contienen el mínimo de aditivos y conservantes químicos, y sobre todo ninguna grasa hidrogenada.
• Consumir lo menos posible alimentos transformados, ya que cuanto más «alterados» están, menos propiedades nutritivas presentan. Entre estos tipos de alimentos, la mayoría de los cuales están ya envasados, hallamos: sopas en conserva, productos instantáneos, carnes en conserva, comidas congeladas y precocinadas, patatas, arroz, pasta de cocción rápida...
• Respetar las raciones indicadas para su grupo sanguíneo.
• Plantearse el consumo de alimentos sin gluten.
• Evitar los panes que contienen levadura química y optar, a ser posible, por los elaborados con levadura madre. Evitar también los panes compuestos de varios cereales, pues es posible que, dentro de la mezcla, algunos no le sean favorables. Evitar por principio

todos los productos con mezclas de alimentos cuya composición u origen no conozca del todo.

• Disminuir de forma drástica el consumo de alimentos que contengan grasas saturadas.

• Eliminar (sin piedad) todos los productos que contengan grasas hidrogenadas (la repetición es intencional dadas las consecuencias de sus efectos).

• Reducir al máximo los alimentos ricos en grasas «visibles» (quesos, mantequilla, embutidos, frituras, carnes grasas, mahonesa, salsas…), «ocultas» y probablemente hidrogenadas (sándwiches, helados, bollería…).

• Comer alimentos que contengan fibra alimentaria para favorecer el tránsito intestinal (importante).

• Consumir alimentos que contengan antioxidantes.

• Escoger, a ser posible, carnes magras.

• Evitar saltarse una comida, que es la forma más directa de obligar al organismo a proveerse de reservas que almacenará como grasa y no como energía. Sin embargo, si no tiene hambre a la hora de cenar, no se fuerce a comer.

• No dejar las fuentes sobre la mesa durante mucho rato, sobre todo si son apetitosas; ello le evitará volver a servirse.

• Alejarse de los productos *light* por varias razones. Por un lado, la mayoría de ellos son desequilibrados, con carencias y pobres en micronutrientes protectores, y se limitan a mantener el efecto pérdida/recuperación hundiendo cada vez más la moral de quien los utiliza. Por otro lado, se arriesga a consumirlos en mayor cantidad, lo que anularía los posibles beneficios que podría obtener de ellos.

• Evitar las tentaciones no conservando cerca de usted un paquete de galletas abierto, golosinas u otros alimentos seductores.

• No abusar de las semillas oleaginosas, sobre todo durante la fase I, porque aportan bastante grasa.

• Cuidado con los zumos de fruta, pues su índice glucémico es superior al de la propia fruta. Si le apetece un «auténtico» zumo de fruta, escoja la fruta, exprímala y beba el zumo sin esperar a que se oxide y pierda sus valiosas vitaminas.

• Si le tienta un dulce, consúmalo al final de la comida, nunca solo. Esta permisividad debe ser excepcional y no más de una vez a la semana.

• Consumir, a ser posible, las vitaminas a través de alimentos de calidad y, si es necesario, tomar suplementos nutritivos sólo por recomendación de un terapeuta. Evitar la autosuplementación en este ámbito, pues un exceso puede resultar tan problemático como una carencia.

• En caso de malestares o trastornos «indefinidos», pensar en las posibles reacciones ante alimentos alergénicos, como mantequilla, suero de leche de vaca, caseínas, nata, lecitina (soja), albúmina de la leche y del huevo (pasta al huevo y derivados), cacahuetes, manteca de cacahuete, extracto de malta, lactosa, fructosa (fruta, miel)... Las alergias e intolerancias alimentarias pueden tener una influencia «enmascarada» en el aumento y la pérdida de peso. Por ello, es interesante descubrir lo antes posible si es el caso.

• Comer siempre sentado, en un ambiente tranquilo, sin televisión, sin conflictos.

• Masticar, masticar y... masticar.[136]
• Reducir al mínimo el estado de estrés. Si la necesidad de comer es apremiante, escoger alimentos que sacien sin perjudicar la estabilidad del peso. Fruta, verdura fresca, compotas con poco o ningún azúcar, frutos secos (con moderación), polen, algas, jalea real, etc., aportarán nutrientes que calmarán el estrés. Evitar las carencias de vitamina C,[137] vitamina B_6, magnesio, manganeso y zinc. No abuse de los azúcares rápidos.
• Permanecer un mínimo de 15 minutos de pie después de las comidas.
• Realizar una actividad física cotidiana: caminata (mínimo 30 minutos al día), subir y bajas las escaleras, gimnasia (de 10 a 15 minutos), natación, danza, yoga...
• Respirar hondo varias veces al día para oxigenar bien el cerebro y el organismo y ayudarles así en sus innumerables trabajos.
• Pesarse una sola vez por semana, a ser posible en la misma báscula, a la misma hora y con la misma ropa. Anotar el peso. Pero, sobre todo, no obsesionarse con la báscula. Pesarse varias veces al día o a la semana sólo puede llevar a exacerbar el estrés y la frustración si los resultados no responden a lo esperado.

Y... para no sucumbir a los ataques intempestivos

---

136. Acción primordial para una disminución y regulación de peso. Me disculpo por la repetición, pero nunca será suficiente decirlo y repetirlo hasta que esta actitud esté sólidamente integrada en el comportamiento alimentario.
137. Esta vitamina se halla en vegetales frescos, perifollo, estragón, fruta ácida, fruto del escaramujo, castaña, col, limón, cebolla, naranja, pomelo, perejil, pimiento morrón, polen...

de hambre, evite tener en su casa:

— biscotes;
— galletas dulces o saladas;
— caramelos y dulces;
— confituras, incluso con poco azúcar;
— yogures con fruta azucarados;
— quesos grasos;
— embutidos;
— platos preparados;[138]
— pizzas o quiches congeladas;
— sopas dietéticas de sobre;
— helados;
— bebidas alcohólicas;
— refrescos con o sin azúcar;
— zumos de fruta industriales, etc.

---

138. Que suelen contener grasas hidrogenadas y sal refinada.

El sí abre muchas puertas...

Las propuestas alimentarias expuestas tienen el fin esencial de ayudarle a llevar a cabo su resolución de perder peso y, a continuación, de estabilizarlo. Este abanico de datos nutritivos le ayudará a no sobrecargar el organismo de alimentos nocivos y a emplear la energía de modo eficaz para proteger su salud de enojosas vicisitudes.

Me resultaría fácil componer menús típicos diarios, que probablemente facilitarían su tarea, pero es importante que usted participe de forma activa en la elección de lo que quiere comer, según sus necesidades del momento y sus gustos, y no ingerir, de forma ciega y automática, lo que yo pudiera proponerle. Las listas de los alimentos compatibles con cada grupo sanguíneo ofrecen opciones alimentarias lo bastante diversificadas para obtener de ellas los que satisfarán el hambre y el placer.

En realidad, la eficacia de la Cura 4Sincro se verá reforzada si contribuye su voluntad de elegir, cosa que de paso reforzará su inmunidad tanto física como mental. Entonces tomará conciencia de que para mantener un estado de salud óptimo todo debe sincronizarse. Nada es independiente. Todo es interdependiente. Todo influye en todo. Esta noción de pertenencia debe resultar consciente ya que se relaciona con nuestro entorno. Todo acto, por variado que sea, respirar, comer, digerir, dormir, moverse, tiene una influencia indiscutible en el conjunto de la salud. Nada está disociado, pues si uno de los elementos falta o declina, el conjunto lo percibe y flaquea a su vez, o, en el mejor de los casos, equilibra la carencia desvelada, pero... ¿hasta cuándo y... con qué repercusiones?

Así pues, la armonía que hay que alcanzar no es sólo la de las células entre sí, sino también la de las células de esa humanidad a la que pertenecemos y que representamos. La obra a realizar comienza por nosotros mismos, que no es poco. Elección, decisión y aplicación son las primeras piedras que deben ponerse para construir una salud equilibrada y estable. Sinergia regulada por la voluntad, pilar de un sistema inmunitario que podrá entonces cumplir su función esencial, la de proteger y defender todos los sistemas de los que es responsable, ya sea el sistema digestivo, linfático, endocrino, óseo, nervioso... A esta labor de organización y mantenimiento del orden funcional orgánico se añaden el razonamiento, la lógica y la conciencia, que al formar un todo interactivo proyectan sobre cada actitud su fuerza soberana. Así, el objetivo de estas largas páginas de estudio, cristalizadas sobre una pérdida y una estabilización de peso, consigna una conducta alimentaria dedicada al dominio del eje cuerpo/mente, polos indisociables que intervienen en la obtención y la preservación de una salud integral.

El poder de uno mismo...

Querer perder peso no basta para conseguirlo, nadie lo negará. Esta aspiración debe ser respaldada a su vez por una acción cuya constancia no se doblegue.

Acción, fruto de la voluntad, que traza el contorno de una mejora estética y orgánica, desde luego, pero también el esbozo de una transformación interna que lleva al descubrimiento de uno mismo. No existe esfuerzo pequeño o grande. El poder del esfuerzo no se mide en función del sudor que provoca o del rubor que suscita, sino en función de su perseverancia. E incluso, si se considera que el valor del esfuerzo puede medirse, el esfuerzo pequeño se vuelve grande por su persistencia y barre los obstáculos más penosos que le impiden alcanzar su objetivo. De nada sirve lamentarse; hay que avanzar sin temor, hasta encontrar el propio ritmo en cada etapa.

La elección, el discernimiento, la decisión y la voluntad,[139] ejecutantes esenciales de quien decide vivir «su» vida, esperan ser activados, para que el proceso de este recorrido hacia la pérdida de kilos se convierta en un encuentro con uno mismo, auténticamente personal, fuera de toda influencia y fascinación. Entonces, la puesta en práctica del acto a realizar y la satisfacción del acto realizado conforman un estado del que no sólo se beneficia la salud, sino también el ser entero.

Puede que estas líneas le parezcan grandilocuentes, pero expresan una realidad que usted mismo percibirá si mantiene firmemente el rumbo hacia la meta que ha escogido: el aligeramiento de su exceso de kilos corporales y el reencuentro con una salud favorable. Aunque este proyecto pueda parecerles banal a algunos, representa, en realidad, una gran oportunidad

---

139. Por supuesto, sin omitir el espíritu... para los que creen en él.

para descubrirse. Cuando llegue al final del viaje y eche el ancla en su «puerto», se sentirá maravillado al descubrir el resultado de su esfuerzo ligado a la agudeza de su discernimiento y a la capacidad de su voluntad. No hay medios despreciables para llegar hasta uno mismo; la pérdida de peso es una forma digna y potente de acceder. Sólo la experiencia personal aporta lo que conviene aprender. No existe ninguna experiencia desafortunada si le ilumina sobre sí mismo. Sólo existe el conocimiento que transmite. Siguiendo el método abanico, no pierde nada más que sus kilos superfluos y gana el peso que concede el aprendizaje de querer, hacer y conseguir.

La vía del encuentro con uno mismo espera ser iniciada; sólo usted puede trazarla, paseo perfumado de márgenes acogedores o sendero cubierto de zarzas hirientes. ¡Buen viaje! Que el soplo de su descubrimiento alce las velas de sus misterios hacia un bienestar físico y mental donde sólo la armonía tiene su lugar.

Ahora un golpecito de abanico, porque la continuación exige aún... algo más de esfuerzo...

Paquete de ilusiones

Rociada de imágenes sabiamente sabrosas, a la parte «emocional gustativa» le cuesta mucho resistirse a las excitantes variedades alimentarias. Estimulada sin cesar por múltiples incitaciones al consumo, todo está condicionado para mantenerla de forma constante en la brecha, haciendo de nosotros dependientes crónicos de la comida, disponibles para consumir de todo y cualquier cosa en cualquier momento. Estas tentaciones visuales y olfativas fluyen de forma insidiosa en nuestro depósito mental y forman una capa de reacciones emotivas que se manifiestan ante los menores estímulos correspondientes a su especificidad. ¿No estaremos convirtiéndonos en autómatas teledirigidos que se tragan sin discernimiento las nuevas costumbres inculcadas con habilidad? Costumbres en apariencia inofensivas, que se implantan subrepticiamente en nuestros hábitos y nos hacen bajar la guardia. En efecto, resulta muy difícil llevar a buen puerto la «barca nutricional» si el timón no es sostenido por una conciencia despierta y un razonamiento decidido. Si dejamos remar a nuestro apetito llevado por los abundantes platos hechiceros y echamos el ancla sobre capas de golosinas de apariencias irresistibles, la chalupa que es nuestro cuerpo rebosará de pesadez y... se hundirá.

El objetivo vital de la nutrición está igual de pervertido. La simple necesidad de alimentarse para vivir se ha convertido en un *show* que ya no tiene en cuenta lo que significa alimentarse.[140] La industria agroali-

---

140. No siempre, pero con (demasiada) frecuencia.

mentaria propone una serie de alimentos de colores y sabores artificiales, envueltos en paquetes contaminantes. El alimento es tratado como una simple mercancía atractiva y su principal objetivo, el de alimentar, se ha perdido en un enredo de recetas poco útiles para cubrir el mínimo de las necesidades orgánicas. Esta comida falseada, vacía de toda esperanza nutricional, ya no corresponde en absoluto al «carburante nutritivo» que nuestras células exigen para efectuar su labor de renovación y construcción. Carencias, sobrepeso, enfermedades y otras miserias son la contrapartida de este desesperante carrusel de artificios alimentarios.

Así, lo más valioso que tenemos, nuestra salud, es objeto de una falta de consideración latente, como si fuésemos simples máquinas engendradas para ingerir cualquier química sin consecuencias.

Desde luego, cabe añadir que otras fuentes conocidas de disfunciones orgánicas, como por ejemplo la contaminación, desempeñan una triste función asociada con las desviaciones alimentarias que amplifican los sinsabores cada vez más rebeldes que encuentra nuestra salud cada vez más precaria.

¿Cuántos de nosotros podemos pretender hoy no tener ningún problema de salud, no tomar ningún medicamento? ¿Cuántos? ¿Quién no es propenso a coger la menor gripe, la menor gastroenteritis? ¿Quién de nosotros no está debilitado por tratamientos inorgánicos, por un conjunto de elementos artificiales que destila en dosis continuas contaminantes mortíferos que perjudican al más fiel de nuestros defensores, a nuestro sistema inmunitario? Un sistema que, desde nuestra más tierna edad, es despiadadamente invadido.[141] Sistema cuya grandiosa función es la de protegernos contra todo ataque microbiano, bacteriano o vírico. Sistema mellado por las inconsecuencias ambientales, alimentarias y farmacológicas, cuyas manifestaciones más evidentes son siempre el estrés y diversos trastornos. Sistema, base de nuestra salud, que, bajo estas persistentes presiones, se agota de forma infalible y convierte a nuestro organismo en presa de muchos desórdenes.

Si la alimentación cumple una función muy importante en el mantenimiento de un sistema inmunitario vigoroso, la mente ocupa también una gran parte en cuanto a la eficacia de su acción. Por ello, debe establecerse una estrecha colaboración entre la mente y el sistema inmunitario para evitar la cacofonía orgánica a la que se llama enfermedad, ya sea de orden físico o mental. Sin embargo, es curioso observar que uno de los temas más habituales de conversación, aparte del de la lluvia o el buen tiempo, se refiere a esa anomalía que es la enfermedad... ¿Es agradable hablar de enfermedad? ¿Estar enfermo supone un estatus? ¿Hemos olvidado que la salud es lo propio del hombre y la enfermedad un error de orientación del que hay que salir lo antes posible? ¿No deberíamos negarnos a hablar de enfermedad si no es con nuestro terapeuta? La salud no es una ilusión, ni un sueño, sino una realidad para quien decide que así sea, aunque las múltiples y variadas agresiones a las que nos enfrentamos sin cesar sean indiscutiblemente serias trabas para su conservación.

---

141. Por las vacunaciones.

La salud

depende

del nivel de equilibrio

de lo que nos conforma.

A PLENO PULMÓN

Entre los ejercicios respiratorios que mejoran la oxigenación de las células y el cerebro, esencial para la nutrición, destaca la respiración alterna, cuya práctica es la siguiente.

Preparación

Ante todo, suénese para despejar las vías aéreas superiores. Abra la ventana y siéntese cómodamente.

Empecemos

Se trata de inspirar el aire alternativamente a través de una sola fosa nasal, y luego de la otra.

Apoye el índice y el corazón en el puente de la nariz a lo largo de todo el ejercicio respiratorio; el pulgar y el anular taparán sucesivamente las fosas nasales.

Uno

— Tape la fosa nasal derecha;
— espire a fondo por la fosa nasal izquierda;[142.]
— inspire por la fosa nasal izquierda;[143]

---

142. Hay que empezar y acabar siempre este ejercicio espirando por la fosa nasal izquierda.
143. Nunca hay que forzar la inspiración; en cuanto a la espiración, puede efectuarse al máximo, lo que fortificará los abdominales.

— tape las dos fosas nasales;
— retenga el aire varios segundos.[144]

Dos

— Despegue el dedo que mantiene la fosa nasal derecha tapada;
— espire a fondo por la fosa nasal derecha;
— inspire por la fosa nasal derecha;
— tape las 2 fosas nasales;
— retenga el aire unos segundos;
— despegue el dedo que mantiene la fosa nasal izquierda tapada;
— espire a fondo por la fosa nasal izquierda;
— inspire por la fosa nasal izquierda;
— tape las 2 fosas nasales;
— retenga el aire unos segundos.

Y vuelva a empezar el ciclo Uno/Dos. Continúe las espiraciones e inspiraciones alternas durante varios minutos y cada vez que sienta la necesidad de aclarar su cerebro. Esta respiración también se llama «cerebro brillante».

UN JUEGO DE AGUA QUE HACE COSQUILLAS

El baño derivativo ocupa un lugar preferente cuando se trata de redibujar una silueta. Al actuar en las fas-

---

144. Se comienza reteniendo el aire 3, 4, 5 segundos… y luego se aumentan los tiempos de espiración y retención a medida que se amplíe la respiración.

cias,[145] atrae las materias superfluas, entre ellas las grasas, derivándolas hacia los intestinos para ser eliminadas con las heces. Los resultados de la práctica de este baño[146] pueden ser sorprendentes si se efectúa con regularidad. Observe bien su rostro y su cuerpo[147] antes de iniciar esta práctica, pues gracias a estas «cosquillas» acuáticas puede verse agradablemente sorprendido (¡es el único riesgo!) al ver cómo se afinan. El procedimiento se desarrolla de la siguiente forma:

• siéntese sobre un bidet, una palangana o un cubo rígido lleno de agua fría/fresca, evitando que los glúteos toquen el agua;
• deslice una manopla de baño mojada, con un ritmo de vaivén, a cada lado de la zona genital, desde la parte inferior de las ingles hasta la altura del ano, frotando ligeramente[148] un lado y luego sucesivamente el otro durante unos segundos hasta un mínimo de 10 minutos en total para los dos lados (o tanto tiempo como desee).

Practique el baño derivativo[149] 3 o 4 veces por semana como mínimo para observar resultados.

---

145. Las fascias se extienden por el organismo como una telaraña. Envuelven y compartimentan los músculos, los tendones, los ligamentos, el cerebro, la médula espinal, las vísceras, etc., conectando así todo el organismo de la cabeza a los pies. Son omnipresentes en el cuerpo y permiten de forma permanente la distribución y armonización de las tensiones. La fasciaterapia actúa directamente en ellas.
146. Excelente en verano para refrescarse.
147. Es posible que, al principio, el vientre adopte una ligera forma en «punta»; son las grasas que se acumulan para su eliminación. Esta reacción dura poco tiempo.
148. Para no irritar la piel.
149. No hay que practicarlo durante la menstruación.

Proceda al menos media hora antes de comer o lejos de las comidas.

Evite tener frío durante el ejercicio.

SUAVE, PERO FIRME

El automasaje, utilizado desde los albores de la humanidad, puede intervenir de forma eficaz en el mantenimiento de una buena salud. Su principal función consiste en hacer circular la energía por todo el organismo. Algunas partes del cuerpo, entre ellas el rostro, las manos, los pies y las orejas, son sede de puntos de conexión con los órganos y se prestan muy bien a esta práctica. El automasaje debe efectuarse de forma alternativa en los puntos que se deben tratar, que según los casos evidencian un exceso o un déficit energético. Entonces deben considerarse dos acciones para reequilibrar la energía: tonificar o dispersar.

1. Para tonificar un déficit de energía, dar un masaje en el sentido de las agujas del reloj.

2. Para dispersar un excedente de energía, dar un masaje en el sentido contrario al de las agujas del reloj.

El rostro

Espejo de nuestros sentimientos y emociones, el rostro, de fácil acceso para aplicar el automasaje, está salpicado de puntos para:

• Tener un cerebro bien irrigado, ejerciendo presión en los puntos situados justo encima del nacimiento de las cejas y luego masajeándolos. Los pensamientos se vuelven más claros y la concentración se ve reforzada. También resulta útil en caso de dolores de cabeza.

• Evitar el estreñimiento, pellizcando ligeramente con el pulgar y el índice la parte situada entre la nariz y el labio superior.

• Mejorar las funciones circulatorias, dando un masaje enérgico en la nariz y doblándola de izquierda a derecha.

• Estimular el estómago y el intestino delgado, dando un masaje circular sobre las mejillas.

• Activar el intestino grueso, presionando fuerte con los dos índices a ambos lados de la nariz.

Las manos

Maravillas de habilidad y utilidad, las manos sólo requieren ser palpadas, amasadas y friccionadas para:

• Procurar una mejor digestión, dando un masaje fuerte con presión y luego con un movimiento circular en el punto situado entre el pulgar y el índice a unos 2 cm del borde donde termina la unión de estos dos dedos.

• Devolver fuerza y vitalidad al organismo, presionando con fuerza el centro de la palma. Luego se golpea el dorso de una mano contra la palma de la otra, alternativamente. Se acaba dando masaje en cada dedo.

Los pies

A través de los pies podemos:

• Estimular el sistema digestivo, dando un masaje[150] con presión en la planta de los pies y en particular en el puente. Se acaba con un masaje alterno de cada dedo.
• Eliminar las toxinas, pellizcando la piel entre los dedos.
• Activar el bazo y el hígado, ejerciendo una rotación de cada dedo de izquierda a derecha. Hay que acelerar el movimiento en los dedos gordos.

Las orejas

Imperturbables y silenciosas, las orejas acogen las confidencias y nos abren a la escucha de nosotros mismos. A través de ellas, es posible:

• Estimular todo el organismo, dando un masaje suave y profundo en las dos orejas una tras otra y tirando de los lóbulos.
• Activar el sistema digestivo, picoteando durante 1 o 2 minutos el hueco de las orejas con un instrumento cuya punta no sea hiriente. Luego, nos frotamos las palmas y masajeamos las dos orejas al mismo tiempo haciendo presión sobre el hueco.

---

150. Existen pequeñas planchas de caucho con puntas con las que se puede masajear la planta de los pies pisando.

Después de equilibrar su energía gracias al automasaje, siente unas ganas de moverse que le corroen…

Bueno, pues ahora a bailar…

La aptitud para moverse es una de las manifestaciones más evidentes del ser vivo. El movimiento, estimulador del organismo, alimenta las células de energía y nutrientes. La danza, expresión lúdica por excelencia, activa el cuerpo, que recibe sus beneficios como un don. El placer que se experimenta al agitarse evacúa sus tensiones. Avivado por el ritmo, se convierte en actor de la fiesta de la vida. Animado por una coreografía entusiasta, ese cuerpo le arrastra a un ejercicio flexible y alegre.

Es entonces cuando esboza unos pasos de baile, en su casa, lejos de miradas indiscretas, pues aún no se atreve a exteriorizar los movimientos de sus formas pesadas. Como los tahitianos, se ha puesto sus mejores galas. Una música guasona le invita a unos gestos intuitivos. Bajo el efecto de este malicioso entusiasmo musical, su cuerpo contonea su pelvis de redondeces y acelera la rotura del collar de hierro que lo encierra. Y de pronto, en un instante de comprensión de usted mismo, su opresión se relaja, sus prejuicios alzan el vuelo, y usted se lanza a unos ritmos cada vez más atrevidos. Una vocecita le susurra que cada instante es suyo y que no hay que perder ninguno. Escúchela y… baile, baile, baile, sin freno, sin timidez y, sobre todo, sin ninguna vergüenza. Olvide su peso. Supere su timidez. Pulverice sus complejos y… ¡baile! Sienta cómo se desbocan sus resistencias, cómo se flexibilizan sus músculos, cómo su cuerpo se vuelve ágil, casi… ¡ligero! El espejo refleja sus ojos, que relucen. Está magnífico con ese tono rosado en sus mejillas rollizas, ese brillo que magnetiza su mirada y esa sonrisa que magnifica sus labios. Gire graciosamente al ritmo de la música y déjese arrebatar por las notas alegres que bañan su piel como una rítmica ducha. Esta primera prueba «movida» le aporta ya su lote de felicidad. Ahora, frene un momento el ardor de sus torbellinos para recuperar el aliento…[151]

El calor de las notas le invade de nuevo. La melodía desata su expansión. Sumergido en un tónico bienestar, se deja ganar por una sensación de libertad. La vocecita se une a la de usted y le incita a cantar mientras baila. Insistente, murmura: «Canta. Canta. Baila. Libérate de tus inhibiciones, de tu torpeza, de tus humillaciones. Ríete. Acompaña la corriente de la vida hasta el núcleo de tus células. Deja de ignorar los recursos de gracia que dormitan en ti. Orquesta tu canto con las ondulaciones de tu cuerpo. Absorbe las vibraciones que te penetran. Acepta este melodioso masaje que baña tus células de voluptuosidad. Canta y baila cada vez que se acerque a ti un aguafiestas. Se acabó la tristeza, se acabaron las lágrimas, se acabaron las penas, tú eres la vida, la vida es tuya, está en ti, ¡disfrútala!».

Ya está usted listo para bailar fuera de sus cuatro paredes.

---

151. No fuerce su impulso de baile, al menos al principio. Hay que considerar un pequeño entrenamiento si no tiene costumbre de hacer ejercicio físico y si su corazón es delicado.

¡Pero no baile sobre la báscula!

Para liberarse de la obsesión por la báscula y de sus resultados a veces crueles, existe una solución: subir a ella lo menos posible. Pero entonces, me dirá usted, ¿cómo voy a saber si pierdo peso? Ante todo, le responderé que el peso es una cosa y la silueta es otra. Lo que significa que si está usted «hinchado» porque sus órganos y su carne están «inflamados» por una alimentación inadecuada o una medicación desequilibrada, su báscula no acusará forzosamente grandes diferencias de peso y usted se desesperará. Pero si utiliza una ropa determinada como medida, podrá constatar con satisfacción hasta qué punto su cintura y sus caderas pierden centímetros, hasta qué punto resulta alentador sentirse cada vez más a gusto dentro de ese pantalón que le venía tan ajustado hace aún pocos días o semanas. Evidentemente, ello no impide pasar una vez por semana (no más) por ese instrumento (de tortura) que representa la báscula, pero adoptando una actitud más bien distante, no obsesiva. Sea también consciente de que el estrés de la báscula puede contribuir al bloqueo de la pérdida de peso. Así pues, no deje al alcance «de los pies» este «cacharro», pues constituye una tentación-atracción a la que es sobrehumano resistirse. Guárdela en un lugar poco accesible y haga de vez en cuando un ayuno de pesarse, que sólo podrá ser... ¡muy provechoso!

Pasemos ahora a ver las tonalidades de colores y las flores que acompañan ese camino hacia la pérdida de peso y el refuerzo de uno mismo.

Todo un arco iris

El origen de la terapia basada en los colores hay que bucarlo tanto en la América precolombina como en Persia, Egipto, la China imperial y el Tíbet. Los textos antiguos precisan que los colores y sonidos cumplen una función importante sobre el estado de salud. Las bases de la cromoterapia contemporánea se deben al dr. Dinshah Ghadiali. Según él, el organismo humano se comporta como un prisma vivo que extrae a partir de los componentes fundamentales de la luz las energías necesarias para su equilibrio. En efecto, se ha constatado que los rayos de color ejercen una influencia en la fórmula sanguínea hasta el punto de modificarla de forma considerable. La cromoterapia no actúa contra los síntomas, sino que estimula una oleada de energía curativa. La respuesta del ser humano al color depende de diversos elementos, entre ellos:

— el estado fisiológico;
— el estado emocional;
— los vínculos que le condicionan desde el punto de vista intelectual, afectivo...

La influencia fisiológica y psicológica de ciertos colores se refleja de la siguiente forma:

Azul. Ayuda en caso de exceso de peso, de celulitis. Estimula y regenera el bazo, cuyo papel es importante para el buen funcionamiento del sistema inmunitario. Relaja el sistema nervioso y los ojos, e induce el sueño.

Blanco. Reduce el dolor. Conviene al cerebro.

Índigo. Estimula el sistema inmunitario y activa la producción de fagocitos,[152] que participan en la defensa del organismo. Tiene un gran poder sedante.[153] Estimula la intuición.

Amarillo. Activa el sistema nervioso, así como el sistema linfático en su acción inmunitaria y de drenaje. Da energía al aparato digestivo, estimula el páncreas y los intestinos, activando la producción de la bilis, del ácido clorhídrico y de las enzimas. Laxante, actúa en el peristaltismo del intestino grueso y acelera el paso del quimo.[154] Su acción en el bazo también es significativa. Es eficaz contra la fatiga mental y la melancolía

Amarillo limón. Su acción es fluidificante sobre los líquidos del organismo, suave sobre el aparato digestivo, estimulante sobre el timo. Desintoxica. Energetiza.

Magenta. Actúa en el sistema circulatorio, los riñones y las suprarrenales.

Naranja. Favorece la digestión, acelera el corazón. Estimula la tiroides en relación con el metabolismo de los glúcidos. Aumenta las contracciones peristálticas y la movilidad del intestino grueso; ejerce una acción beneficiosa en el estreñimiento. Fija el calcio. Tiene un efecto liberador sobre los gases. Descongestiona todos los tejidos. Aumenta el optimismo.

---

152. Tipo de glóbulos blancos que se encargan de englobar partículas o células, neutralizarlas, absorberlas y luego digerirlas.
153. Tranquilizante, calmante.
154. Líquido contenido en el estómago y resultante de la digestión gástrica de los alimentos.

Púrpura. Favorece la relajación y el sueño. Disminuye la presión sanguínea y la actividad cardiaca. Es un anafrodisiaco.

Rojo. Estimula el hígado y la circulación sanguínea. Facilita la digestión de las grasas y el mantenimiento del nivel de hierro y de las vitaminas A y D. Muy eficaz en caso de anemia, favorece la regeneración de algunos elementos esenciales de la sangre. Actúa en los problemas cutáneos.

Turquesa. Desestresante del cerebro, puede utilizarse en los casos de hiperactividad mental. Ejerce un efecto regenerador en la piel y las mucosas. Calma y descansa.

Verde. Dirige las funciones del organismo y regula los ritmos respiratorios, los latidos del corazón. Estimula la hipófisis, decisiva para el buen funcionamiento del sistema endocrino. Actúa en las células musculares. Calmante, reduce la tensión, pero puede deprimir en exceso. Alivia el insomnio. Calma el nerviosismo.

Colores aplicados

El campo de acción regeneradora de la cromoterapia es inmenso y se aplica al tratamiento de numerosos problemas tanto físicos como psicológicos. Lo que sigue sólo es un resumen muy abreviado acerca de los efectos de los colores, que, con su aplicación, en algunos casos pueden activar la recuperación de un órgano afectado y acelerar su retorno a la normalidad.

Anemia. Baño de luz[155] roja 10 minutos al día. Beber un vaso de agua solarizada[156] en una botella[157] roja cada día.

Corazón. El rojo estimula el corazón. El azul lo calma.

Estreñimiento. Color amarillo durante 10 minutos aproximadamente.

Desórdenes emocionales. Azul sobre la frente y las sienes durante 15 minutos.

Diarrea. Azul sobre el abdomen 30 minutos. Beber un vaso de agua solarizada al día.

Digestión difícil. Verde o azul sobre el abdomen. Agua solarizada cada día.

Flatulencias. Púrpura sobre el abdomen 15 minutos. Agua solarizada cada día.

Problemas hepáticos. Color azul sobre el hígado durante 15 minutos.

Melancolía. Rojo durante una hora y media.

Náuseas. Azul durante 20 minutos sobre la región abdominal.

Bazo. Amarillo sobre la región del bazo durante una hora y media.

Vesícula biliar. Color naranja durante 10 minutos aproximadamente.

---

155. Existen bombillas de colores.
156. Llenar una botella de agua poco mineralizada y exponerla directamente al sol durante al menos cuatro horas. Beber 2 o 3 vasos de esta agua solarizada a ser posible en ayunas, o antes de las comidas, tragándola suavemente en pequeños sorbos.
Nota. El mismo proceso puede emplearse con el aceite de almendras dulces:
— botella azul, índigo o violeta para calmar los dolores;
— botella amarilla y turquesa alternativamente para los problemas de piel.
157. La botella debe ser de vidrio para obtener agua solarizada.

Colores que conviene llevar

Considerados por algunos complementos nutritivos de una naturaleza energética sutil, los colores nos ofrecen sus poderes curativos.

Ya hemos podido comprobar que los colores cálidos estimulan, mientras que los colores fríos tranquilizan, y llevar ropa de color puede mejorar la salud emocional y física.

Pero para que el efecto de los colores se exprese plenamente, se recomienda que las fibras sean naturales (algodón, lino, seda, lana...) y coloreadas con tintes vegetales o minerales.

Las piedras auténticas de color también pueden utilizarse.

Veamos a continuación algunos ejemplos de aplicaciones de colores:

Rojo. Agudiza el apetito[158] y la combatividad en todos los ámbitos.

Amarillo. Fortalece los nervios y el cerebro.

Naranja. Optimiza.

Verde puro o gris. Sólo conviene llevarlo poco tiempo, cuando se sufren grandes trastornos emocionales o mentales.

Azul o violeta. Colores calmantes. Pero, cuidado, llevados demasiado tiempo generan fatiga, estreñimiento e indigestión crónica.

Blanco. Color perfecto.

---

158. Así pues, más vale evitar el rojo, ¡al menos hasta obtener un peso estabilizado!

Notas y colores

Con el objetivo de optimizar los efectos de los colores, vocalice su nota mientras se mueve al ritmo de su sonido. La tonalidad de los colores mezclada con las vibraciones musicales se difunde en cada una de sus células como una fusión tranquilizante que le baña de quietud.

Do: rojo.
Re: naranja.
Mi: amarillo.
Fa: verde.
Sol: azul.
La: violeta.
Si: blanco.

UNA MÚSICA EN FLORES

El dr. Bach, eminente homeópata londinense de mediados del siglo XX, nos legó un conunto de 38 remedios florales que se aplican a diversos trastornos emocionales y físicos. Creado a base de plantas y flores silvestres, cada remedio se dirige a una emoción específica.

La utilización de las flores de Bach[159] es una valiosa aportación para el equilibrio del sistema emocional

---

159. El lector hallará información más amplia y precisa acerca de la especificidad de cada uno de los remedios florales en la obra indicada en la bibliografía.

y cumple una función beneficiosa en el mantenimiento de un estado favorable de salud integral.

Algunos de estos remedios florales pueden reforzar de modo particular las actitudes necesarias para la aplicación con éxito del método abanico, como por ejemplo:

Gentian (genciana), n.° 12
Estado: desaliento y duda de sí, pesimismo.
Aportación: confianza y perseverancia.
Hornbeam (hojaranzo), n.° 17
Estado: falta de impulso, dificultad para lanzarse a la acción, pesimismo.
Aportación: ayuda a arrancar.
Olive (olivo), n.° 23
Estado: gran cansancio, agotamiento después de sufrimientos físicos o mentales.
Aportación: energía recuperada.
Scleranthus (sclerantus), n.° 28
Estado: indecisión e inseguridad en la elección entre dos posibilidades.
Aportación: resolución y equilibrio.
Walnut (nogal), n.° 33
Estado: sensibilidad a los ambientes, influencias e ideas exteriores.
Aportación: constancia, identidad, ayuda al cambio y a la toma de grandes decisiones.
Wild Oat (avena silvestre), n.° 36
Estado: insatisfacción, falta de línea directriz, dispersión de las fuerzas.
Aportación: discernimiento, afirmación, realización.

Modo de empleo

Le proponemos tres posibilidades. La tercera es la recomendada a largo plazo:

1. Poner 2 gotas del elixir o los elixires[160] escogidos en un vaso de agua y beber a pequeños sorbos a lo largo de una hora.
2. Frotarse los labios con las gotas o friccionarse las muñecas o aplicarlas detrás de las orejas.
3. Poner 2 gotas del elixir o los elixires escogidos en un frasco tintado de 30 ml al que se habrá añadido agua poco mineralizada y unas gotas de alcohol (coñac) o vinagre de sidra. Poner 4 gotas bajo la lengua (conservándolas al menos 1 minuto), 4 veces al día, un cuarto de hora antes de comer.

Proseguir durante 1 o 2 meses o más, hasta que el resultado esperado y obtenido esté bien asimilado. El efecto será sutil y a veces discreto, pero... obsérvese bien, porque... estará ahí.

---

160. No más de 3 o 4 remedios florales a la vez. Cuantos menos se mezclan, más eficaz es el resultado.

Querer

es

poder.

VER SIN MIRAR

Antes de dormir, deje que su imaginación vague por un espacio cuyo centro sea usted. Visualice un punto irisado que brille con gran fuerza. Apodérese de esa pequeña bola multicolor maleable y dele la forma del cuerpo… que le gustaría llevar. Imprégnese de las líneas que ha modelado. Absórbalas respirando hondo para integrarlas en su interior y deje que ese cuerpo «soñado» difunda su flujo de esbeltez. Pídales a sus células que contribuyan a esta metamorfosis, y luego duérmase satisfecho y sonriente.

UN TOQUE DE NATURALEZA

Nuestras auténticas referencias se han desmoronado tanto en contacto con los campos de hormigón, las invasoras tecnologías, los alimentos transgénicos y otras «novedades», que nuestras células sufren el síndrome agotador de adaptación furiosa. Despistadas por la aportación de elementos no conformes a las necesidades de su servicio, ven su función perturbada y puesta en peligro.

Por su parte, nuestra relación con la naturaleza está igualmente deteriorada por los imperativos (?) ambientales que no siempre respetan su preservación. A pesar de estas degradaciones, es absolutamente vital restablecer una estrecha relación con la naturaleza, cuya energía regeneradora es indispensable para la estabilidad de nuestro dominio físico y mental. El alejamiento de la naturaleza dificulta un desarrollo armonioso al privarle de un alimento equilibrante y regenerador, la belleza inimitable e ilimitada. La naturaleza está a nuestra disposición, sin otro interés que el de compartir con nosotros sus más maravillosos tesoros.

Así pues, dejemos que nuestro oído se deleite con los trinos de pájaros de notas con múltiples sonidos, que nuestra sensibilidad se impregne de la majestad de los amaneceres, que nuestra mente se serene al contemplar un cielo estrellado, que nuestros sentidos se dinamicen ante las emanaciones de una tierra generosa. La naturaleza nunca nos decepcionará si la dejamos vivir sin ensuciarla.

UNA CHISPA DE UNO MISMO

La alegría, bienestar integral, es un sentimiento de intensa felicidad, de plenitud, que se experimenta cuando una aspiración o un deseo se ven colmados. Este estado de satisfacción se manifiesta a través del buen humor, el júbilo y el placer. Su poder disolvente de negatividad hace de la alegría un remedio infalible contra todo tipo de desolaciones. Nada se le resiste. Su poder fulmina, de forma instantánea, los virus de amargura, de aflicción, de cansancio...

La alegría, energía vital, derrama en oleadas su ofrenda bienhechora, que hace vibrar cada una de nuestras partículas. El organismo entero se reanima a través de su acción o se debilita desesperadamente en su ausencia. Esencial para el equilibrio del ser, la alegria es inagotable.

A CARCAJADAS...

La risa, terapia natural, innata en el ser humano, ejerce una acción benéfica en el estado de salud. Gracias a la liberación de endorfinas, la risa mantiene una sensación de alegría. En el plano fisiológico, amplifica los intercambios respiratorios, regula la respiración mediante una mejor combustión del oxígeno y estimula la expulsión de los residuos. La risa activa la circulación sanguínea, actúa en el estreñimiento y previene, al parecer, las enfermedades cardiacas, las sinusitis y el insomnio. Dilata las arterias, mientras que el estrés las contrae. La fatiga, el dolor, la artritis, el asma y el envejecimiento se benefician también de esta jovial manifestación.

Además, los efectos de la risa también son importantes a nivel psíquico, ya que desinhibe y aumenta la capacidad de ser feliz. Sonreírse al levantarse por la mañana ante un espejo pone en disposición de estar alegre. Y si esta sonrisa se transforma en risa, y luego en carcajadas, el organismo entero se impregna de una marea de felicidad que aleja el espectro de la depresión. Así pues... no se pierda ninguna ocasión de reír, infalible remedio desprovisto de receta, que puede autoadministrarse en cualquier momento y con toda libertad.

¡SIN RELOJ!

Si la paciencia, virtud honrada y proclamada, nos serena, su agotadora socia y contrapartida, la impaciencia, nos consume.

Las dos saetas del reloj nos arrastran con mucha frecuencia (¿siempre?) a un juego que resulta realmente muy... cansado. Vivir en el presente permite prescindir de ellas.[161]

---

161. Parece irreal vivir sin reloj en nuestro contexto de vida actual, estoy de acuerdo, pero reconozca a su vez que vivir en el presente es plenamente real... ¡sobre todo en nuestro contexto de vida actual!

Como el buen humor

es un importante ingrediente

para mantener el tono mental,

es conveniente servirse de él

siempre que se presente la ocasión.

SALIDA OBLIGATORIA

Abordemos ahora un acto al que nadie, absolutamente nadie, escapa y que provoca muchas retenciones. El acto de defecación, muy ligado a la vida cotidiana, suele realizarse con mucha discreción, vergüenza incluso, cuando no es simplemente ocultado.

La evacuación de las heces, auxiliar fundamental para disfrutar de una buena salud, debe ocupar un lugar de honor en la lista de los actos higiénicos cotidianos. Del mismo modo que nuestras células necesitan alimentarse, también requieren liberarse de los residuos producidos por los alimentos ingeridos. De lo contrario, el organismo, autointoxicado por la acumulación residual, manifiesta trastornos de todo tipo que van del molesto eccema a la fatal oclusión intestinal.

Este acto, de primordial importancia para obtener una pérdida y luego una estabilización de peso, debe realizarse con regularidad, con una frecuencia media de 1 o 2 veces por día o un mínimo de tres veces por semana. Sin embargo, a veces el funcionamiento intestinal es obstruido por un generador de múltiples malestares, el estreñimiento.[162] A menudo, debido a cambios de hábitos, el estreñimiento ocasional sólo es un desajuste, casi siempre pasajero. En cuanto al estreñimiento crónico, en ocasiones resulta más difícil de normalizar.

¿Cuáles son las causas del estreñimiento? Entre las más conocidas, cabe citar:

---

162. Menos de tres deposiciones por semana.

— una carencia de fibra en la alimentación cotidiana que provoca pereza del intestino grueso y hace que las heces avancen despacio hacia la salida;

— una hidratación defectuosa, irregular e insuficiente, que lleva a la formación de heces duras y secas cuya excreción resulta laboriosa;

— algunos medicamentos que frenan el peristaltismo intestinal;

— la modificación de hábitos alimentarios, que puede perturbar de forma momentánea el mecanismo de las deposiciones;

— la enfermedad orgánica, el embarazo, el sedentarismo, el reposo en cama, la fiebre, los viajes, el estrés… contribuyen también a esta incomodidad;

— el estreñimiento puede ser también el reflejo de una contracción psicológica por perfeccionismo, por obsesión…

Un tránsito que desatascar

El estreñimiento, enemigo de la evacuación regular de las heces, no debe descuidarse. ¿Qué hay que hacer entonces para que este aseo intestinal, al que todos estamos obligados, pueda realizarse con facilidad? ¿Cómo puede prevenirse esta dificultad con medios sencillos y naturales y no artificiosos?[163] El estreñimiento, tomado en cuenta desde sus primeras mani-

---

163. Como el aceite de parafina por ejemplo. De un valor alimenticio y calórico nulo, no es absorbido por el organismo. Sin embargo, si su empleo es prolongado, pueden aparecer algunas carencias vitamínicas, ya que al formar una alfombra deslizante sobre las paredes del intestino este aceite dificulta la absorción intestinal de las vitaminas liposolubles A, D, E y K.

festaciones, puede corregirse aplicando algunas de las siguientes propuestas:

— beber entre 1,5 y 2 litros de líquido al día, en pequeños sorbos bien ensalivados;
— consumir alimentos que contengan fibra;
— tomar en ayunas unas ciruelas secas o semillas de lino (una cucharadita) remojadas durante toda una noche en agua;
— favorecer los paseos y los ejercicios físicos que estimulan la zona abdominal;
— ir a evacuar tan pronto como se sienta la necesidad de hacerlo;
— dar un masaje en el vientre en el sentido de las agujas del reloj, por la mañana al despertarse, para dinamizar el funcionamiento de los intestinos;
— respirar hondo (al menos diez veces) espirando a fondo para provocar un suave masaje de los intestinos;
— utilizar una postura particular para que el acto de defecación sea un... ¡placer!

Postura de la «rana»

Dedicar el tiempo necesario a la expulsión de las heces exige paciencia. Y es que toda precipitación registrada por el cerebro se transmitirá enseguida a los intestinos, que frenarán o detendrán su labor bloqueando los impulsos de excreción.

Para facilitar la eliminación de las materias fecales, hay una postura simple, natural y eficaz: la postura de la «rana». Se trata de acuclillarse sobre el borde del asiento del inodoro, con los muslos pegados contra el pecho y las rodillas estrechamente aproximadas por los brazos unidos.[164] Los residuos, impulsados por la presión optimizada por la postura adoptada, inician entonces su descenso a lo largo del recto y se evacúan por el orificio del ano bien dilatado. Sin embargo, no se levante enseguida después de la primera «tirada», ya que es posible que quede «lo más gordo». No se levante hasta que no se sienta... ¡bien descargado!

La corriente residual expulsada hacia otros horizontes se acompaña de un suspiro de liberación y alivio físico y mental. Una sensación de limpieza se difunde entonces por cada célula y las neuronas agradecen la eficacia de la excreción. El cuerpo, liberado de estorbos, se endereza, se estira e inicia unos pasos hábiles sobre una melodía febril que escapa de una radio vecina. La música es tan obstinada que no puede impedir agitarse al son del pegadizo ritmo. Y, en un impulso cuya vivacidad sorprende, ese cuerpo se pone a dar saltitos, levantar los brazos, dar palmadas, alzar la voz para acompañar la melodía lejana. El cerebro, aliviado por la expulsión, anima su rostro de un júbilo contagioso. Unidos por unos retozos con-

---

164. Precisiones sobre la postura de la «rana»:
a) no junte enseguida las rodillas; espere a que se inicie el reflejo de evacuación y luego aproxímelas;
b) si sus rodillas no soportan pasar cierto tiempo dobladas, ponga un pequeño taburete a la altura del asiento y apoye los pies encima apretando las piernas contra el pecho y juntando bien las rodillas. El efecto de expulsión será el mismo, pues el objetivo es ejercer presión sobre los intestinos para evacuar la totalidad de las heces. Es importante relajar por completo el cuerpo durante la expulsión de las materias fecales; sólo debe mantenerse la tensión de los brazos alrededor de las piernas, así como la concentración mental sobre el objetivo a alcanzar.

jugados, asistidos por un presente cómplice, cuerpo y mente celebran la evacuación fecal[165] en un alegre ballet, que transmuta un acto prosaico en un jubiloso entremés.

¿Acaso se trata de usted? Si es así... le dejo con sus evoluciones y le espero en la página siguiente, donde...

---

165. ¡Podría llamarse a esto la «descarga ponderal...»!

... sus células

aprecian cada vez más

los atentos cuidados

que les prodiga.

El estado de emergencia

se aleja

para quien decide actuar.

Tras este recorrido variado y dinámico, vamos a resumir las actitudes básicas del método abanico, cuya sinergia lleva a cabo un trabajo en profundidad:

• Vivir en el momento presente.
• Aplicar la Cura 4Sincro.
• Masticar a conciencia.
• Respirar hondo.
• Practicar el baño derivativo.
• Emplear el automasaje.
• Utilizar la cromoterapia.
• Recurrir a las flores de Bach.
• Dominar la «atracción» de la báscula.
• Darle al cuerpo tiempo para reestructurarse.
• Sentirse resplandeciente de formas y corazón.
• Bailar, cantar, fomentar el buen humor y la alegría… sin límite.

Si persevera en el cumplimiento de estas prescripciones de bienestar, apláudase. No espere alabanzas de nadie. Si vienen, mejor; si no…, redoble las felicitaciones hacia sí mismo. Apréciese. Crea en usted. Estímese… sin descanso. Ahí se halla la verdadera obra que se debe realizar.

Llegamos al final del periplo del método abanico que cerramos con entusiasmo, mediante:

El acto de pérdida de peso[166]

Sitúese frente a un espejo.

Mírese fijamente a los ojos.

Sonríase con ternura.

Respire hondo durante unos minutos.

Luego repita en voz alta[167] con firmeza y convicción:

Sí, decido adelgazar.
Sí, tengo la voluntad de adelgazar.
Sí, quiero adelgazar.

Sí, he fulminado mis complejos.
Sí, he disuelto mi culpabilidad.
Sí, he evacuado mi vergüenza.

Sí, me acepto.
Sí, me aprecio.
Sí, me estimo.

Deje que estas palabras se graben en usted.

Respire hondo.

Llénese de fuerza y resolución.

---

166. Recítelo tantas veces como lo desee.
167. Es mejor en voz alta porque la vibración de las palabras se incrusta en las células, que reaccionarán mejor y más deprisa.

Mantenga su luminosa sonrisa.
Guíñese un ojo cómplice.
Usted es su mejor amigo.

El espejo refleja su rostro relajado.

El trabajo de adelgazamiento ha comenzado.

Silenciosamente

se ha iniciado...

gracias

a

usted.

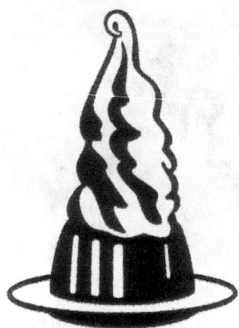

FIN
DEL HAMBRE
SIN FIN

ÍNDICE ANALÍTICO

Bibliografía

BADESVANT, Arnaud y Bernard GUY-GRAND, *Traité de médecine de l'obésité*, Éditions Flammarion Médecines-Sciences, París, 2004.

CABAL, Fermín, *ABC de la acupuntura*, Editorial Cabal, Madrid, 1976.

D'ADAMO, Peter J., *Cuisinez selon votre Groupe Sanguin*, Éditions Michel Lafon, París, 2001.

— *4 Groupes sanguins*, Michel Lafon, París, 2002.

— *4 Modes de vie*, Michel Lafon, París, 2002.

D'ADAMO, Peter J. y Catherine WHITNEY, *Los grupos sanguíneos y la alimentación*, Zeta Bolsillo, Barcelona, 2005.

EDDE, Gérard, *Les couleurs pour votre santé*, Éditions Dangles, 1982.

LAMBERT-LAGACÉ, Louise y Michelle LAFLAMME, *Bons gras, mauvais gras*, Éditions de l'Homme, Canadá, 1993.

REINBERG, Alain E., *Los ritmos biológicos: cómo beneficiarse de ellos*, Editorial Paidotribo, Barcelona, 1996.

— *Les temps humains et les rythmes biologiques*, Éditions du Rocher, París, 1998.

— *Chronobiologie médicale*, Chrono-thérapeutique, Éditions Flammarion Médecines-Sciences, París, 2003.

RENARD, Léon, *La médecine de l'âme du Dr. Edward Bach*, Éditions du Rocher, Mónaco, 1994.

TOLLE, Eckhart, *El poder del ahora: un camino hacia la realización espiritual*, Gaia Ediciones, Móstoles, 2001.

WEISS, Jean-Michel y Maurice CHAVELLI, *La curación por los colores*, Ediciones Robinbook, Teià, 1995.

www.ingramcontent.com/pod-product-compliance
Lightning Source LLC
Chambersburg PA
CBHW071733270326
41928CB00013B/2658